Maria Eisele

AUS DEM RUCKSACK DES MEISTERS

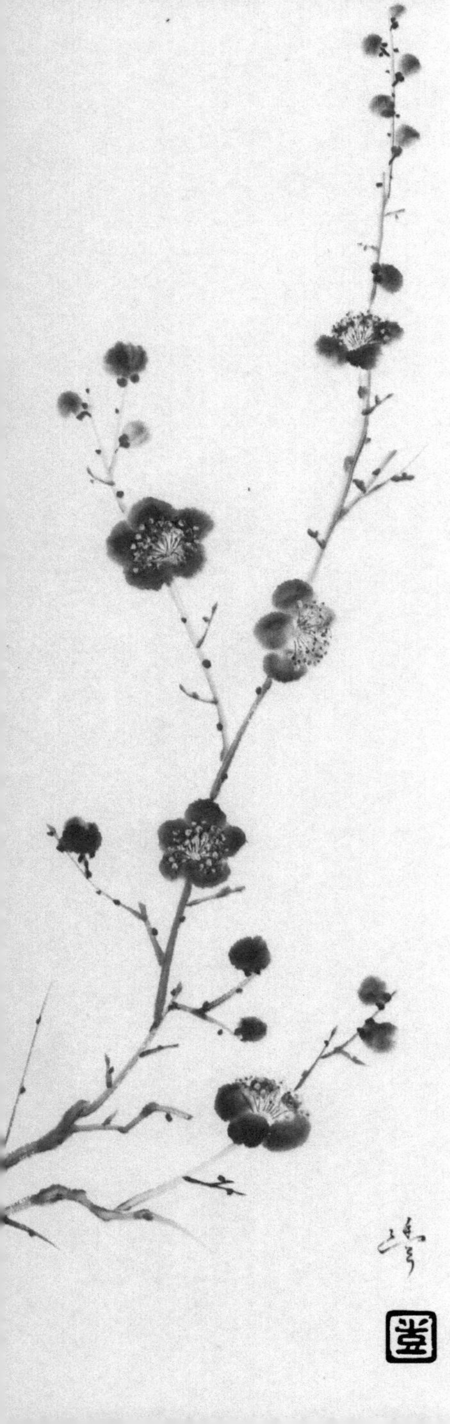

Maria Eisele

AUS DEM RUCKSACK DES MEISTERS

Hiroshis Weisheiten für
ein gesundes Leben

Mit 25 Tuschebildern
von Toyoko Reymond

nymphenburger

Für meine Töchter Laila und Olivia

INHALT

Vorwort

Tiefe Wahrheiten sind einfach. Was der Shiatsu-Meister Hiroshi Nozaki uns lehrt, damit wir ein gesundes und glückliches Leben haben, lässt sich in wenigen Worten zusammenfassen. Was er selbst zum Leben brauchte, trug er in einem kleinen Rucksack mit sich. Damit zog der japanische Meister jahrzehntelang durch Europa, um mit Patienten zu arbeiten und Studierende zu unterrichten.
Die Einsichten und Weisheiten aus seinem Rucksack setzen keinerlei Wissen über fernöstliche Heilkünste voraus. Sie handeln von Emotionen, Ernährung, Träumen, Körperübungen und Spiritualität … eines so wichtig wie das andere und alles Bestandteile eines umfassenden Verständnisses von Gesundheit, deren Hauptpersonen wir selbst sind.
Aus dem Rucksack des Meisters lernen wir Qualitäten wie Anstrengungslosigkeit, respektvolles Verhalten, gelassene Vorfreude und die Konzentration auf den eigenen Weg. Wir schulen die Sinne, achten auf unseren Atem, beginnen, mit den Füßen zu denken, und verändern unseren Alltag … Schritt für Schritt und so nachhaltig, wie wir es kaum für möglich gehalten hätten.

Vor allem lernen wir, uns über unser Leben zu freuen und es in allen Phasen und Jahreszeiten zu genießen. Zum Innehalten und Genießen laden auch die Tuschebilder der Sumi-e-Meisterin Toyoko Reymond ein sowie die japanischen Kochrezepte, die die Shiatsu-Therapeutin Veronika Ronchin zusammengestellt hat.

Hiroshi Nozaki selbst hat nichts veröffentlicht. Das Buch basiert auf Notizen und Eindrücken aus seinen Seminaren und versucht, diese vor dem Hintergrund der fernöstlichen fünf Wandlungsphasen und ihrer *yin-yang*-Dynamik zu ordnen. Es schließt außerdem mit ein, was Hiroshi in seiner jahrzehntelangen Tätigkeit in Europa von seinen Schülerinnen und Schülern gelernt und übernommen hat.
In zwei, drei Jahren werde er Reiseleiter, sagte Hiroshi ein paar Monate vor seinem Tod im Herbst 2006. In einem gewissen Sinn ist er das jetzt, wenn er uns als Wanderer zwischen Ost und West begleitet, als wissender und ganz und gar authentischer Mensch, der einzig das weitergibt, was er im eigenen Leben hundertfach erprobt hat. In so konzentrierter Form, dass es in einem kleinen Rucksack Platz findet und von uns auf unsere eigene Art ausgepackt und entfaltet werden kann.

Maria Eisele

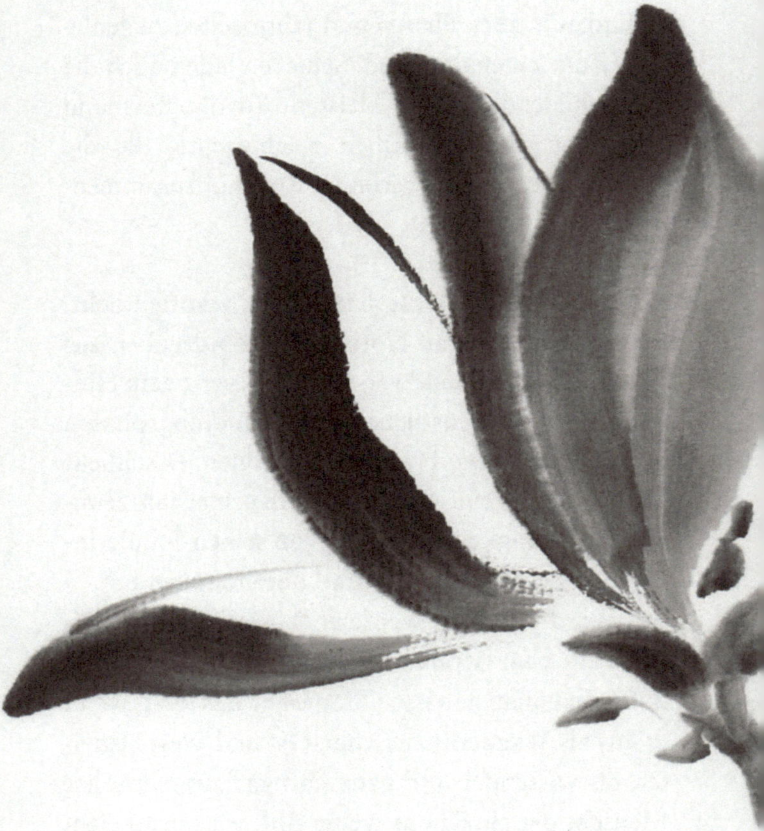

FRÜHLING

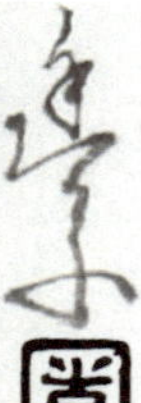

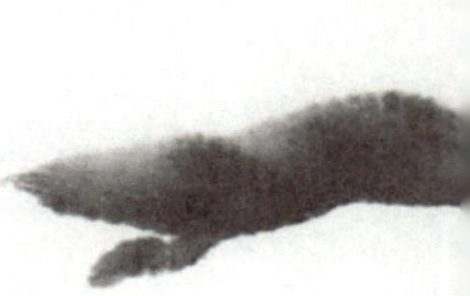

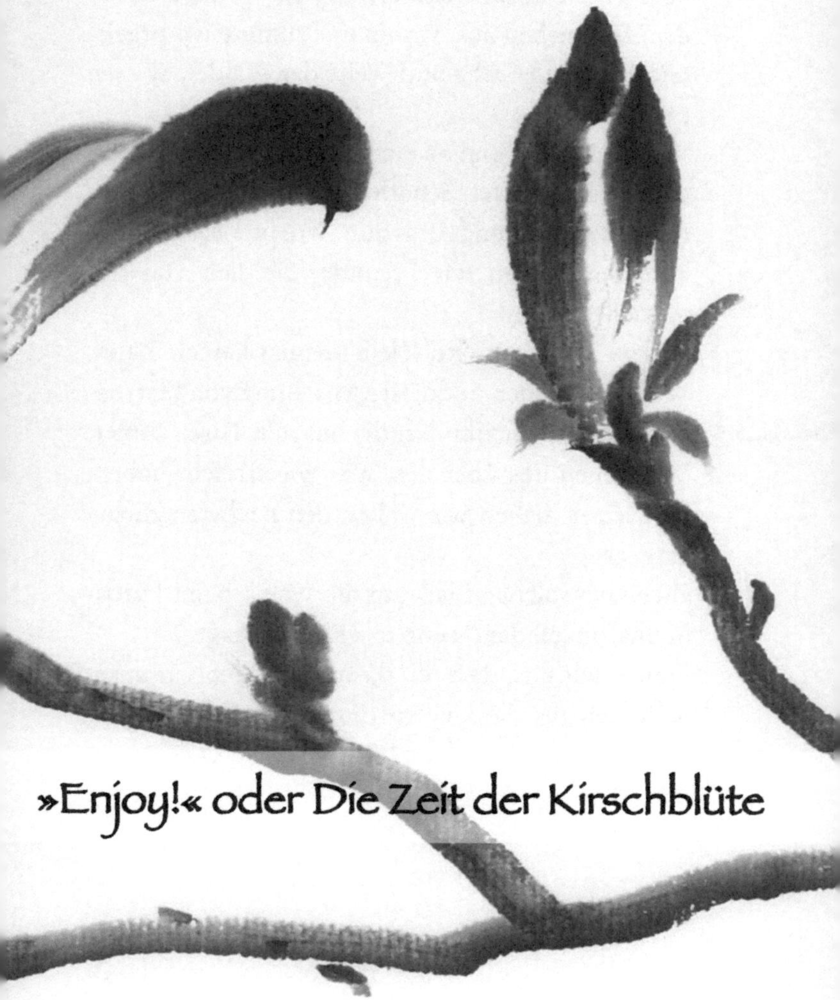

»Enjoy!« oder Die Zeit der Kirschblüte

»Enjoy!«, sagt uns Hiroshi zu Beginn. »Freut euch am Leben! Schöpft es aus und genießt es!«
»Enjoy!« ist eines der wenigen Worte, die in seinem Rucksack Platz gefunden haben.
Stellen wir uns vor: Ein Frühlingstag und die Welt liegt wie ein ausgebreiteter Teppich vor unseren Füßen. Wir ziehen aus, wohin uns zumute ist, begeistert über die Frische und Weite der Wälder, Wiesen und Felder.
Wir sind frei. Wenn an einem Wegrand ein Hindernis auf uns wartet, schaffen wir die Herausforderung mit Lust und Bravour. Wo immer wir hinkommen, finden wir Freunde, die sich von uns mitreißen lassen.
Unsere Wünsche und Ziele kennen keinen Zaun. Wir folgen ihnen mit dieser Mischung von Hartnäckigkeit und Flexibilität, die uns alle Türen öffnet. Wir freuen uns über das, was wir erreicht haben, und schon ziehen wir weiter, den nächsten Zielen entgegen.
Zu einem solchen Blick auf die Welt scheint Hiroshi uns einzuladen, wenn er »Enjoy!« sagt.
Freuen wir uns, dass wir da sind! Öffnen wir unsere Augen für die kleinen Blumen und die großen Überraschungen auf unserem Weg.

Ganz besonders freut sich Hiroshi über den Frühling. Am eindrücklichsten zeigt sich für ihn die Kraft des Frühlings, wenn in Japan die Kirschbäume blühen. Das ist für Hiroshi ausnahmslos jedes Jahr eine Reise nach Japan wert. Keine noch so dringende Pflicht hält ihn davon ab. Meist nimmt er Freunde aus Europa mit.
Die Reisen beginnen im Süden Japans und führen dann immer weiter in den Norden, sodass die Pracht der offenen Kirschblüten gleich mehrmals erlebt werden kann, diese kurze Zeitspanne, in der die Menschen Tag und Nacht auf den Straßen das Leben feiern.
Sehen, wie die Blüten lange Zeit geschlossen sind und sich nicht öffnen können, so als wären sie blockiert, es geht einfach nicht ... und dann ganz plötzlich und schnell aufgehen: »Das öffnet auch die Herzen«, sagt Hiroshi.
»Enjoy!« Hiroshi lebt mit dieser Haltung, auch im Arbeitsalltag in seinen Seminaren. Überall hat er offene Augen für Blumen und Farben. Er freut sich an den roten Schuhen einer Studentin, am frischen Auftreten und Lachen einer anderen, die ihn an seine Tochter erinnert, an den Blumenwiesen im Mai.

Sehen, was vor unseren Augen liegt!
Aus dem Rucksack des Meisters erhalten wir als kleine Hilfe ein Augentraining, damit wir bis ins hohe Alter gut sehen können. Mit täglichem Üben können wir unsere Sehfähigkeit verbessern, lehrt uns Hiroshi, der keine Brille trägt – einzig zum Notieren der Termine in seiner winzigen Taschenagenda setzt er sich in seinen letzten Lebensjahren eine Brille auf.

Augentraining

- Wir reiben unsere Handflächen aneinander, bis sie ganz warm sind. Die warmen Hände legen wir wie Schalen vor die geöffneten Augen und lassen sie ein paar Sekunden da. Wir wiederholen das mehrmals.
- Anschließend halten wir ein Auge zu. Mit dem anderen machen wir Fixpunkte in verschiedenen Distanzen aus, zum Beispiel den Horizont, einen Baum und unseren Finger wenige Zentimeter vor der Nase. Wir blicken in schnellem Wechsel von einer Distanz zur andern: weit, nah, Mitte. Wir wiederholen diesen Distanzwechsel einige Male, dann machen wir die Übung mit dem anderen Auge.
- Wir fahren mit den Augen eine achtförmige Bewegung, so als folgten wir mit unserem Blick den

Rändern einer Brille nach. Wir wiederholen das mehrmals in beide Richtungen. Wir können auch vertikale, horizontale und diagonale Bewegungen fahren.

- Wir können unsere Augen einmal pro Woche in einer Schale mit kaltem Wasser baden. Dabei halten wir die Augen zunächst offen, schließen sie dann und öffnen sie wieder. Wir machen die Augen im Wasser mehrmals hintereinander auf und zu. Wenn wir zu trockenen Augen neigen, können wir unsere Augen auch mehrmals wöchentlich baden.
- Wir stärken unsere Sehkraft, wenn wir immer wieder mit geschlossenen Augen ein paar Sekunden zur Sonne schauen. Ist die Sonne direkt am Untergehen, können wir sie auch mit offenen Augen anschauen.

Mit Training meint Hiroshi tägliches Üben. Wählen wir zwei oder drei Augenübungen aus und machen wir sie täglich … andere hin und wieder, zum Beispiel dann, wenn unsere Augen besonders müde sind.
Sobald wir ein kleines, tägliches Training beginnen, sind wir mit dem japanischen Meister auf dem Weg.

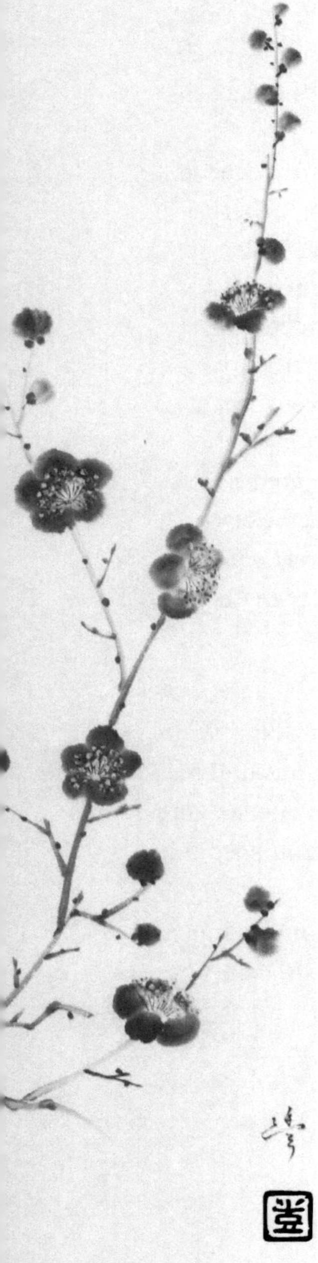

Nun ist es ja nicht so, dass alles schön ist, was wir sehen.

Manchmal begegnen wir einem Hindernis. Es kann auch ein ernsthaftes sein wie eine Krankheit oder ein Lebensziel, das sich zerschlagen hat und in Trümmern vor uns liegt.

»Problem«, sagt Hiroshi und spricht es in seinem rudimentär gebliebenen Englisch wie »program« aus.

Problem oder Programm – ein und dasselbe Wort. Hiroshi sagt es in einem neutralen, fast schon zuversichtlichen Tonfall, jedenfalls ganz ohne Beigeschmack von Widerstand oder Schrecken.

Ah, ein Problem! Ein Programm, um damit zu arbeiten.

Es ist die Haltung, die die Verantwortung für ein gesundes und zufriedenes Leben in die eigenen Hände nimmt. Vergessen wir die Opferrolle! Was uns schlimm erscheint, ist einfach ein Programm. Eine Herausforderung, die uns genau an diesem schwierigen Punkt besonders gut werden lässt.

Denken wir daran, wenn unser Lebensgefühl in der Erfahrung besteht, klein und chancenlos zu sein.
»Wir machen uns die Welt, wie sie uns gefällt!«, singt Pippi Langstrumpf, die ganz gut zu Hiroshi passt, auch wenn das vermutlich nicht den Vorstellungen entspricht, die wir uns von einem weisen fernöstlichen Meister machen. Machen wir uns darauf gefasst: Hiroshi ist immer wieder überraschend anders, als wir es erwarten.

»Enjoy!«
Hiroshis Haltung wirkt so, als ob der Meister hinter den noch verschlossenen Knospen bereits die Blüten in voller Entfaltung sähe. Er scheint genau zu erfassen, wohin ein Mensch wachsen will. Und das innere Sehen der kommenden Pracht ist für ihn ebenso ein Grund zur Freude wie die Pracht selbst: eine erwartungsvolle, gelassene Vorfreude, frei von Druck und Anspannung.
So als mache es keinen großen Unterschied, ob im Moment ein »problem-program« da ist oder nicht. Es macht tatsächlich keinen großen Unterschied! Das Programm zeigt die Richtung an, in die wir wachsen wollen, und wir können dankbar sein für

diese Hilfestellung des Lebens, auch wenn wir das in Zeiten der Blockade schwer verstehen.
Wichtig ist, am inneren Wissen der Entfaltung festzuhalten. Wann und wie genau ein Durchbruch geschieht – das lässt sich nun wirklich nicht erzwingen.
Freuen wir uns über das Leben in all seinen Phasen, wo immer wir gerade stehen! Begeistern wir uns für unsere Ziele, kultivieren wir die Vorfreude, genießen wir, was im Moment ist – das Essen, unsere Arbeit, Begegnungen, die Natur! Trainieren wir das. Dann haben wir bereits sehr viel aus dem Rucksack des Meisters gelernt.

Auch zum Essen und Trinken hält der Rucksack etwas für uns bereit, das uns guttut und Freude macht.
Hiroshi empfiehlt uns, im Frühling häufig frische grüne Blätter und Stängel zu essen, Rhabarber, Salat, Sprossen. Alle Gemüsesorten, die wir direkt am Boden ernten können, im Unterschied zu den Wintergemüsen und Knollen unter der Erde und den Sommergemüsen »in der Luft« wie Tomaten, Gurken oder Auberginen.
Was für den Frühling gilt, gilt für Hiroshi auch für

den Morgen. Es ist für ihn die Zeit für Lebensmittel mit natürlicher Säure wie Essig und Zitrone. So mag er beispielsweise in Essig eingelegte Gemüsepickles zum Frühstück.

Eine Regel macht er nicht daraus! Das ist das Allerwichtigste. Es sind einfach Anregungen. Wir nehmen, was uns anspricht und entspricht, und bleiben bei unserem Honigbrötchen, wenn wir das zum Frühstück am liebsten mögen. »Wir wissen selbst, was uns guttut«, sagt uns Hiroshi. Er lädt uns in erster Linie dazu ein, unseren Vorlieben zu vertrauen, uns über das Essen zu freuen und es zu genießen. »Enjoy!«

Weiter empfiehlt uns Hiroshi Abwechslung in der Ernährung – nicht nur im

Frühling, sondern zu jeder Jahreszeit. Jedes Nahrungsmittel kann gesund sein, wenn wir es hin und wieder in kleinen Mengen genießen, und die gesündeste Nahrung wird zu Gift, wenn wir sie täglich und in großen Mengen verschlingen.

Hiroshi selbst ist Vegetarier, ohne jedoch ein Postulat daraus zu machen. »Wenn wir zu viel Fleisch essen, können wir Leberprobleme bekommen«, sagt er. Fehlt es uns an Energie, ist wenig Fleisch empfehlenswert.

Günstige Nahrungsmittelkombinationen

Folgende Kombinationen begünstigen nach Hiroshis Erfahrung die Ausscheidung von Giftstoffen:

- Ei oder Huhn zusammen mit Lauch oder Zwiebeln
- Schweine-/Rind-/Kalbfleisch zusammen mit Pilzen
- Fisch mit Rettich
- Kartoffeln mit Käse

Zur Reinigung und Beruhigung der Leber schlägt uns Hiroshi eine Kur vor:

Leberkur

1 EL Apfelessig und 1 TL Honig mit einem Glas Wasser vermischen. Morgens vor dem Frühstück trinken, etwa drei Wochen lang, dann eine einwöchige Pause einschalten.

Dass es gut ist, biologische, möglichst naturbelassene, saisonale und regionale Lebensmittel zu bevorzugen, ist für Hiroshi so selbstverständlich, dass er es kaum je erwähnt. Er handelt einfach so und macht auch immer wieder einmal eine Ausnahme …, sodass wir in seinem Rucksack glücklicherweise auch ein paar Rezepte mit japanischen Zutaten finden. Das folgende Rezept ist für vier Personen bestimmt und kann als Beilage zu verschiedensten Gerichten serviert werden.

Frischer Spinat mit Dressing

350 g frischer Spinat
½ bis 1 Blatt Nori-Algen
2 bis 3 EL geröstete schwarze Sesamsamen zum Garnieren

Dressing:
1 EL Reisessig
1 EL Mirin (süßer japanischer Kochwein)
½ TL Sojasauce
1 Prise Zucker
1 TL japanisches Sesamöl von ungerösteten Samen
½ TL Sesamöl von gerösteten Samen

Die Zutaten für das Dressing verrühren und beiseite stellen.
Spinat waschen, abtropfen lassen und 1 Minute blanchieren. Abgießen und ein paar Minuten in eiskaltes Wasser geben, anschließend gut ausdrücken und in Stücke schneiden.
Spinat auf einer Platte in vier Häufchen locker anrichten, mit dem Dressing besprenkeln und zerbröselten Nori und Sesam darüberstreuen.

Nori ist eine Meeresalgenart, die getrocknet zu knapp 50 Prozent aus Eiweiß besteht und reich an Vitaminen (vor allem A und B) sowie Mineralstoffen wie Eisen, Zink und Kalzium ist. Die Pflanzen werden in dünnen Lagen getrocknet und geröstet und als dunkelgrüne Blätter von 20 x 18 cm verkauft. Wir erhalten sie und alle übrigen Zutaten in Asienläden, in Naturkostläden und oft auch in Supermärkten.

Das japanische Sesamöl wird aus ungerösteten Sesamsamen gepresst. Es ist hell und besitzt einen feinen Sesamgeschmack. Das chinesische Sesamöl wird aus gerösteten Samen hergestellt, ist dunkler und viel kräftiger im Geschmack. In unserem Rezept kombinieren wir die beiden Sorten.

»Aaah!«, freut sich Hiroshi, wenn sein Essen vor ihm steht, kaut langsam und genüsslich und gönnt sich anschließend eine kleine Siesta.

Wichtig im Leben ist eine klare Ausrichtung.
Haben wir Ziele und Perspektiven? Oder wissen wir nicht, wohin wir wachsen wollen? Fehlt uns auch dieses »innere Auge«, mit dem wir uns und andere hin und wieder im Zustand der Entfaltung sehen, auch wenn wir erst unterwegs sind?
Hiroshi empfiehlt uns, auf unsere Träume zu achten.
»Träume sind Diamanten«, sagt er. Damit meint er die »guten« wie auch die »schlechten« Träume. Die

einen lassen uns glücklich und entspannt aufwachen, bei den anderen »kommt Gift heraus«, wie Hiroshi sich ausdrückt, und entsprechend sind sie genauso gut und wichtig wie die schönen Träume.
Nach einer Ruhepause in seinen Seminaren fragt Hiroshi die Teilnehmerinnen und Teilnehmer häufig nach ihren Träumen oder erzählt einen eigenen Traum. Die Geschichten und Episoden bleiben stehen, ohne zerredet zu werden. Für Hiroshi scheint klar zu sein, dass wir den Zugang zu den Bildern unserer Seele selbst finden.

Ein paar Dinge können uns vielleicht helfen, wenn wir im Umgang mit Träumen ungeübt sind:

- Wenn wir auf unsere Träume achten wollen, ist es gut, vor 23 Uhr schlafen zu gehen.
- Wir können vor dem Einschlafen Fragen formulieren und uns Träume zu diesen Fragen wünschen.
- Sofort nach dem Aufwachen sollten wir den Traum oder die Träume aufschreiben! Wenn wir frühmorgens nicht genügend Zeit haben, genügt es, ein paar Stichworte zu notieren. Dann kommt uns der ganze Traum wieder in den Sinn,

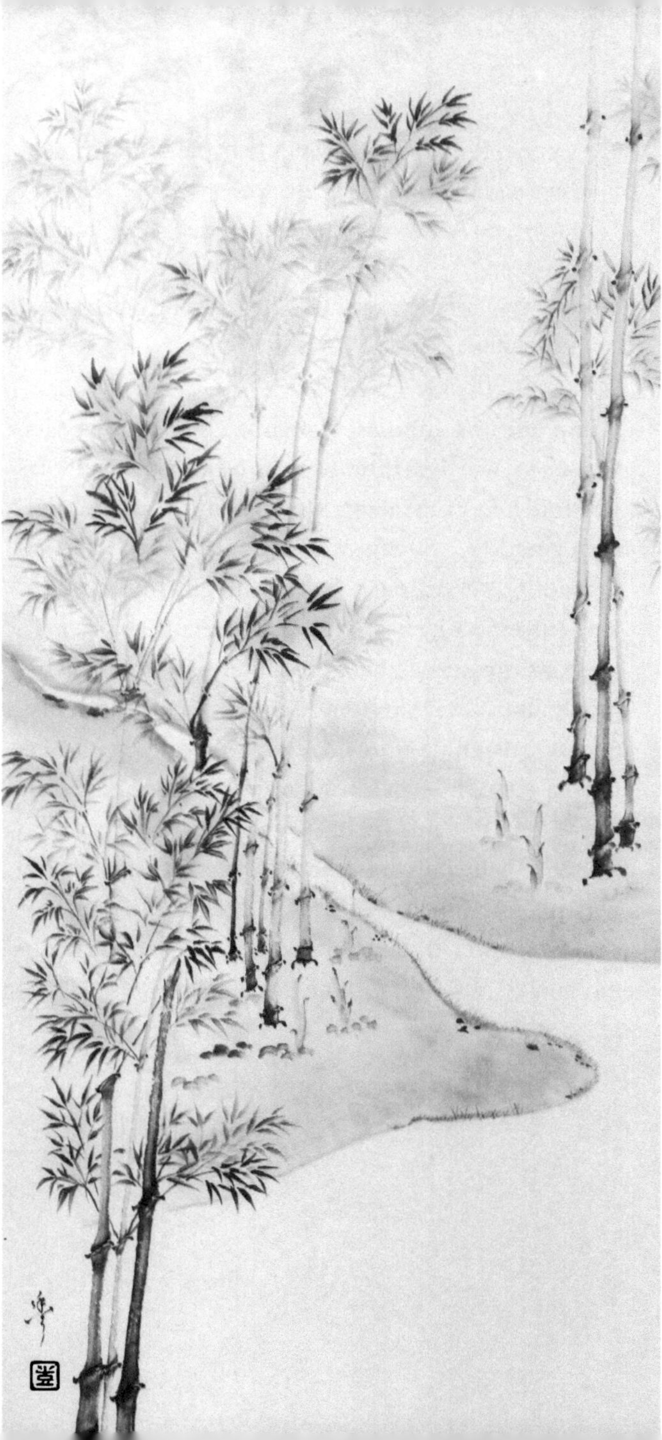

wenn wir ihn ein paar Stunden später aufschreiben wollen. Vergessen wir das Notieren direkt nach dem Aufwachen, geht häufig der ganze Traum verloren.

- Beim Aufschreiben sollten wir ganz präzise Details festhalten.

Wenn wir uns auf diese Aufgabe einlassen, werden wir sehen, wie die Träume in uns weiterwirken. Plötzlich tauchen Fragen auf, wir spielen damit, bekommen eine Idee, warum wir so überraschend von einer völlig vergessenen Schulkollegin träumten … was für eine Eigenschaft wir mit ihr verbinden … was das für unser Leben bedeuten könnte. Wir beginnen auf wiederkehrende Bilder zu achten, erahnen Warnsignale und ungelöste Konflikte und erfahren eine Fülle an Zusicherung und Potenzial. Verrennen wir uns nicht in vorschnelle Interpretationen. Vielleicht brauchen wir zunächst auch etwas professionelle Hilfe. Vor allem brauchen wir Training und Übung. Mit der Zeit werden die Träume unsere allerbesten Wegweiser sein.

Manchmal hilft auch eine Übung im Wachzustand, um herauszufinden, wohin wir wachsen wollen.

Gibt es einen Menschen, eine Persönlichkeit, die wir ganz besonders bewundern? In diese Richtung geht die Spur. Bewundern wir die Moderatorin, die frisch und souverän durch ein Gespräch führt, während wir selbst vor Leuten kaum den Mund auftun? Sie zeigt uns etwas an, was in uns schlummert – sonst ließe sie uns viel unberührter.

Oder bewunderten wir als Kind die Tante, die immer viel arbeitete und dabei Zufriedenheit ausstrahlte? Den Großvater mit dem Fischerboot? Astrid Lindgren? Die ersten Astronauten auf dem Mond?

Wir bewundern Julia Roberts? Was genau ist es, was sie für uns zum Vorbild macht? Welche Eigenschaft? In welchem Bereich unseres Lebens möchten wir selbst diese Eigenschaft entwickeln?

Trainieren wir das. Werden wir uns klar, wohin wir wachsen wollen, in den kleinen und großen Zielen unseres Lebens.

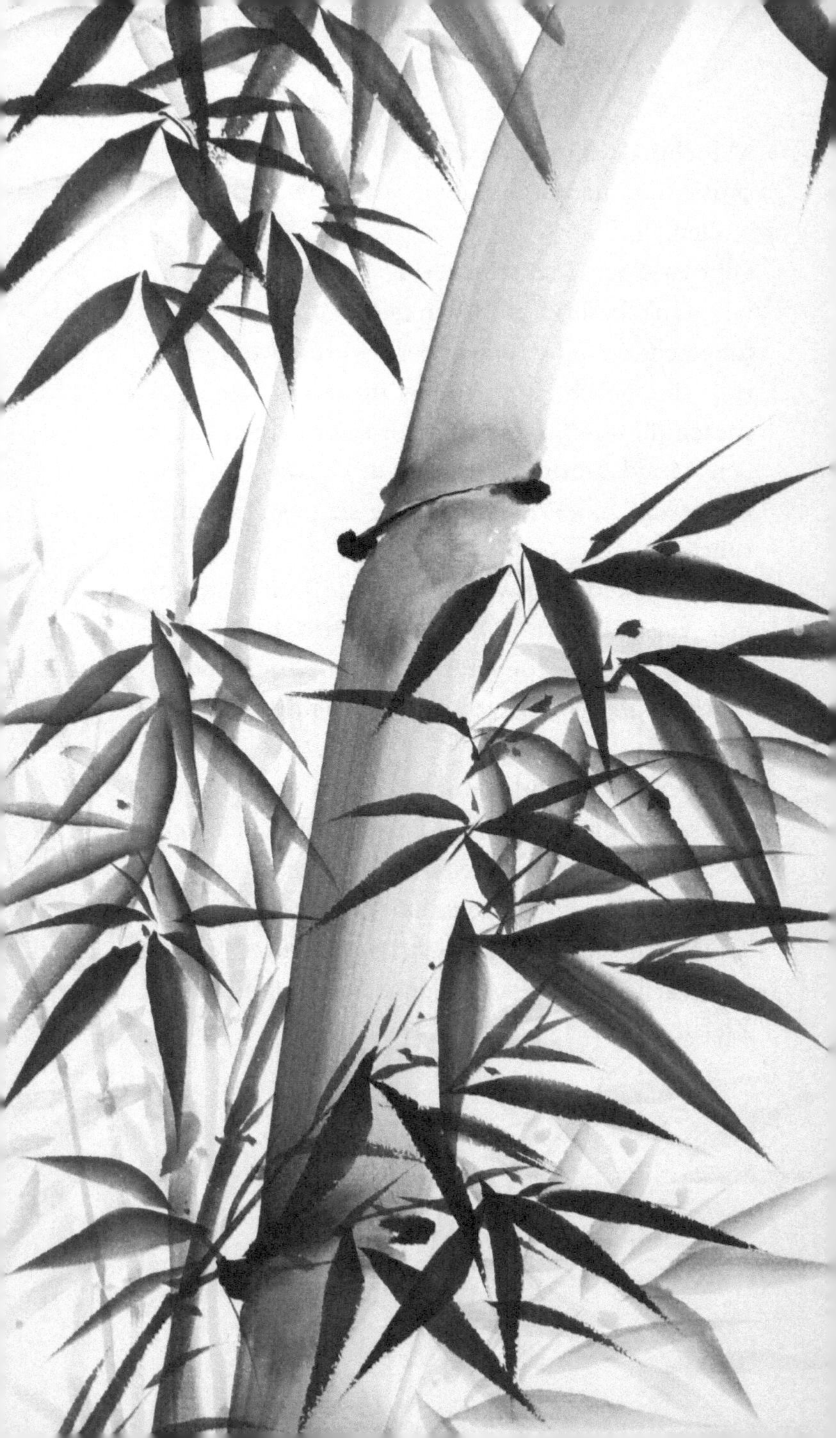

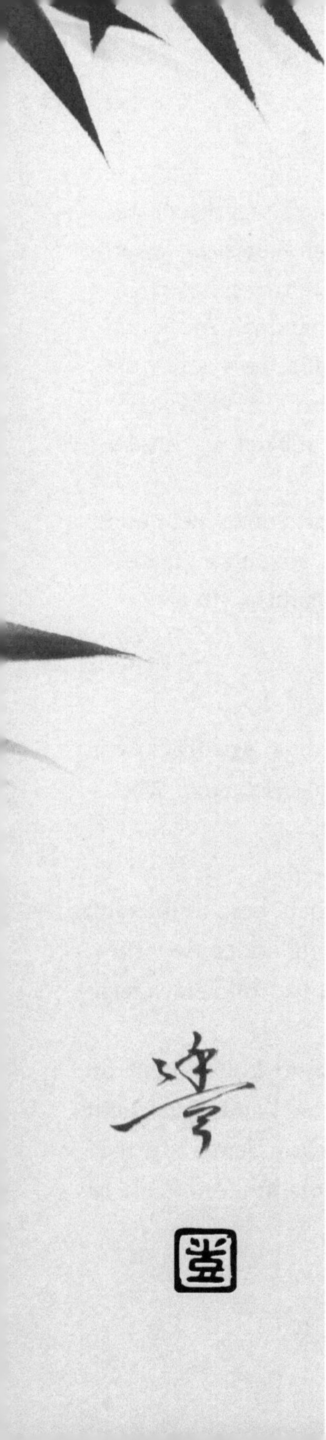

Es kann hilfreich sein, ein paar Stunden pro Woche festzulegen, in denen wir uns ausschließlich mit uns selbst, unseren Wünschen und Träumen beschäftigen. Keine Pflicht kann uns davon abhalten. Mobiltelefon ausschalten. Einfach die Träume aufschreiben oder malen und wirken lassen. Woche für Woche. Schauen, was passiert!

Wir halten an unseren Wünschen und Zielen fest, auch wenn sie sich nicht so einfach realisieren lassen.

Hiroshi lehrt uns dazu ein Ritual, das er als kleiner Junge von seinem Vater gelernt hat.

Sonnenuntergangs-Ritual

Wenn die Sonne am Untergehen ist, sitzen oder stehen wir in Richtung des sinkenden Feuerballs, fassen ihn mit unseren zu einem Dreieck zugespitzten Fingern ein, bewegen die Hände mehrmals zur Sonne hin und zurück und schauen die Sonne – sofern sie schon angefangen hat, am Horizont zu versinken – mit offenen Augen an. Damit stärken wir unsere Augen.
Und in den Minuten, in denen die Sonne mehr und mehr in den Horizont eintaucht, können wir uns etwas wünschen. »Erbitten«, sagt Hiroshi, »to pray.«

Im Fernen Osten ist der Bambus Ausdruck von Frühlingskraft, Ausdruck von zielgerichtetem Wachstum verbunden mit Flexibilität.
Biegen und nicht brechen.
Leute, die Hiroshi sehr nahe stehen, beschreiben ihn interessanterweise als »dickköpfig« oder als »stur«. Wieder so etwas, das kaum in unser Bild eines fernöstlichen Meisters passt!
Tatsächlich hält Hiroshi klar und konsequent an seinen Zielen fest. Keine Pflicht, keine Rücksicht oder Verantwortung bringt ihn von dem ab, was er als seinen Weg erkennt. Für seine inneren Ziele ist

er frei und das lehrt er auch uns: »You are free, free, free!«
Und gleichzeitig biegsam wie der Bambus im Wind! So hartnäckig Hiroshi an seinen Zielen bleibt, so leicht scheint er es zu nehmen, wenn etwas anders verläuft, als er es zunächst anstrebt.
Immer wieder fragt er eine Person um eine Hilfeleistung, eine Mitarbeit an: Sagt sie zu, freut er sich. Sagt sie ab, ist es genauso okay. Dann ergeben sich andere Wege. Die Ziele bleiben. Und ebenso bleibt diese typische Leichtigkeit und Freiheit – für ihn wie für die Personen, die mit ihm zusammen sind.

Flexibilität trainieren! Geschmeidigkeit!
Zu welchem Zeitpunkt die Kirschblüte sich öffnet, können wir nicht erzwingen, und wie sie es tut, weiß nur sie allein. In unserem Leben heißt das: Ein Nein als ein Nein akzeptieren, statt beim kleinsten Widerstand gleich rotzusehen. Die Ausrichtung beibehalten und nach neuen Wegen suchen. »Problem-program«! Das Ziel vor Augen haben und nicht das Rechthaben.

Flexibilitäts-Gymnastik

Wir sitzen im Yogasitz oder Schneidersitz auf dem Boden.

- Die Hände falten wir über dem Hinterkopf und drehen dann Hals und Nacken ganz langsam nach links, so weit es möglich ist. Dann wiederholen wir die Übung mit der Dehnung nach rechts. Welche Seite ist schwieriger? Diese trainieren wir täglich.
- Wir beugen den Oberkörper langsam nach unten, bis unsere Nase den Boden berührt, ohne dass sich das Gesäß dabei anhebt. Geht nicht? Üben!

Flexibel und gleichzeitig hartnäckig zu sein, das können wir mit diesen Übungen trainieren.
Doch was tun wir, wenn die Widerstände zu groß sind? Wenn wir einfach nicht vorankommen, wenn wir uns von anderen Menschen und den Umständen erdrückt fühlen, wenn wir zu leise sind, wenn alles stagniert?
Die Kraft des Frühlings, die auch die Kraft unserer Kindheit und Jugend ist, ist nach oben und nach vorn gerichtet. Wir können sie in allen Jahreszeiten und Lebensphasen brauchen. Aufbrechen, die

Grenzen ausweiten! Wo wir uns von einem Übermaß an Lasten, Rücksichten und Verantwortung bremsen und erdrücken lassen, hilft die Wut weiter. »Angry training!«, empfiehlt uns Hiroshi, Training von Ärger und Wut.

Training von Ärger und Wut

Wir können mit den Fäusten auf ein Kissen schlagen, gegen den Boxsack hämmern, vielleicht auch dazu »Nein!!!« schreien, wie auch immer. So bringen wir die Stagnation in Fluss. Wir trainieren das täglich im stillen Kämmerlein, bis wir auch draußen unseren Ärger immer besser zum Ausdruck bringen können – klar und bestimmt, ganz ohne unsere Faust zu benutzen!

Neigen wir andererseits dazu, unsere Wut – zum Beispiel Kindern gegenüber – immer wieder abrupt und explosionsartig zum Ausdruck zu bringen, sodass wir es anschließend bereuen, kennt Hiroshi einen Trick:

Tränen hinter der Wut

Bevor wir explodieren, können wir schnell mit der eigenen Spucke den Ringfinger befeuchten und da-

mit unsere Augen massieren, sozusagen künstlich Tränen erzeugen.
Könnte es sein, dass unsere Wut nur die Trauer darüber zudeckt, dass wir uns ganz grundsätzlich im Leben zu wenig respektiert fühlen?

Im Zusammenwirken der fernöstlichen fünf Wandlungsphasen bewirkt Trauer, die wir nicht spüren wollen, ein Übermaß an Wut. Geben wir hingegen Ärger und Wut zu wenig Raum, verursacht das Stagnationen, die erst wieder in Fluss kommen, wenn wir unsere Wut zum Ausdruck bringen.
Mit unserem Training können wir erreichen, dass sich Druck und Anspannung in Gelassenheit und Freude verwandeln.

Dank unserer Schwierigkeiten entwickeln wir neue Talente. Wir planen unsere nächsten Schritte souverän und mit Augenzwinkern. Wir wissen um unsere Durchsetzungskraft. Und wenn uns etwas geraubt wird, holen wir es uns einfach zurück.
»Enjoy!«
Wir befreien unsere Frühlingskräfte, sodass die Welt uns nicht wie ein übermächtiger Teppich überrollt und unter sich erdrückt, sondern sich wie eine bunte Blumenwiese vor unseren Füßen ausbreitet und

wir stark und zufrieden ausziehen können – wohin uns zumute ist und wohin uns unsere Träume und Visionen führen.
»Frei, frei, frei« und voller Freude darüber, dass es uns gibt.

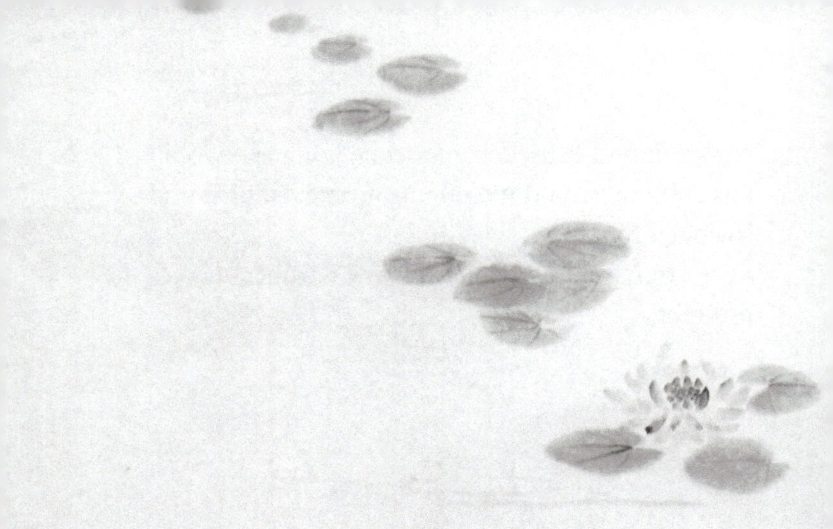

SOMMER

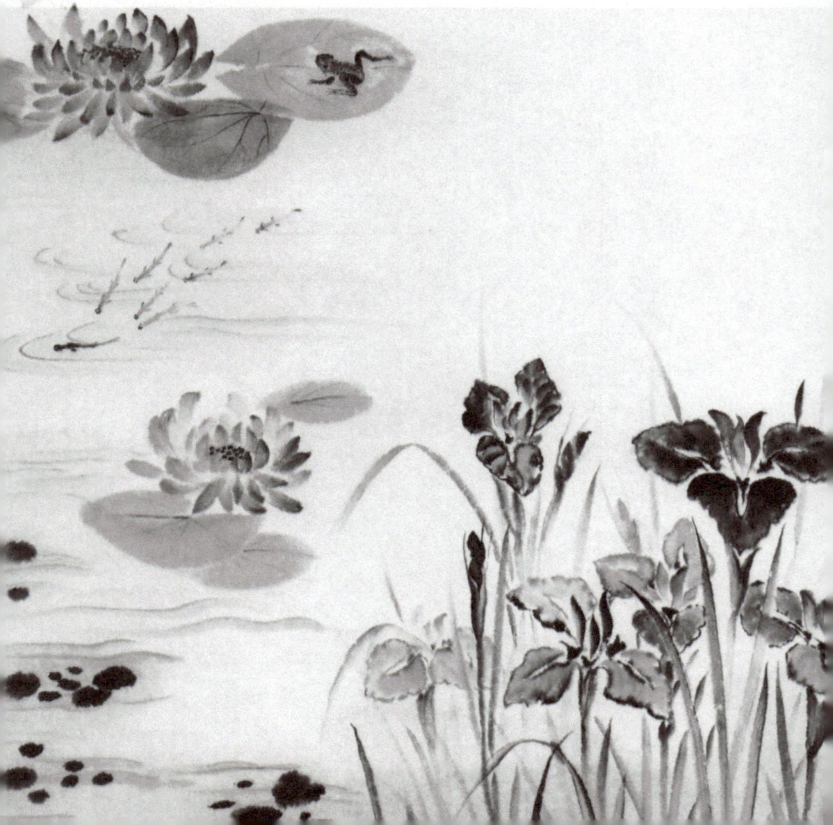

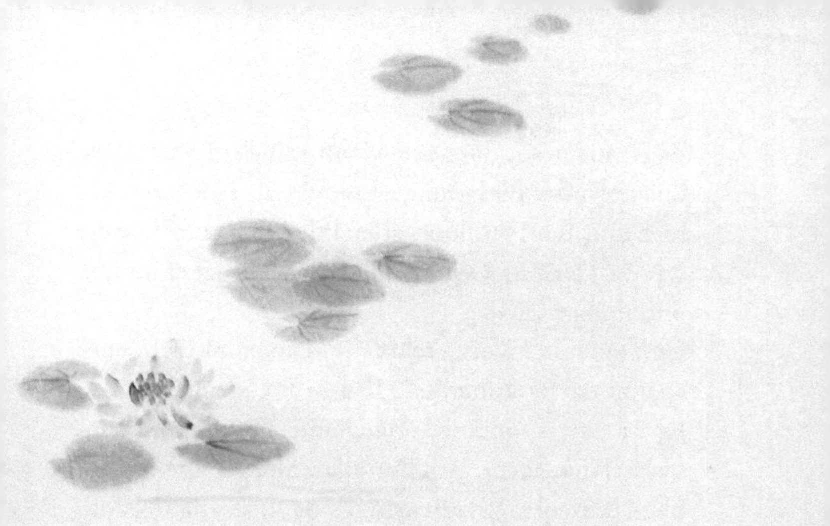

»Relax!« oder Das Herz öffnen

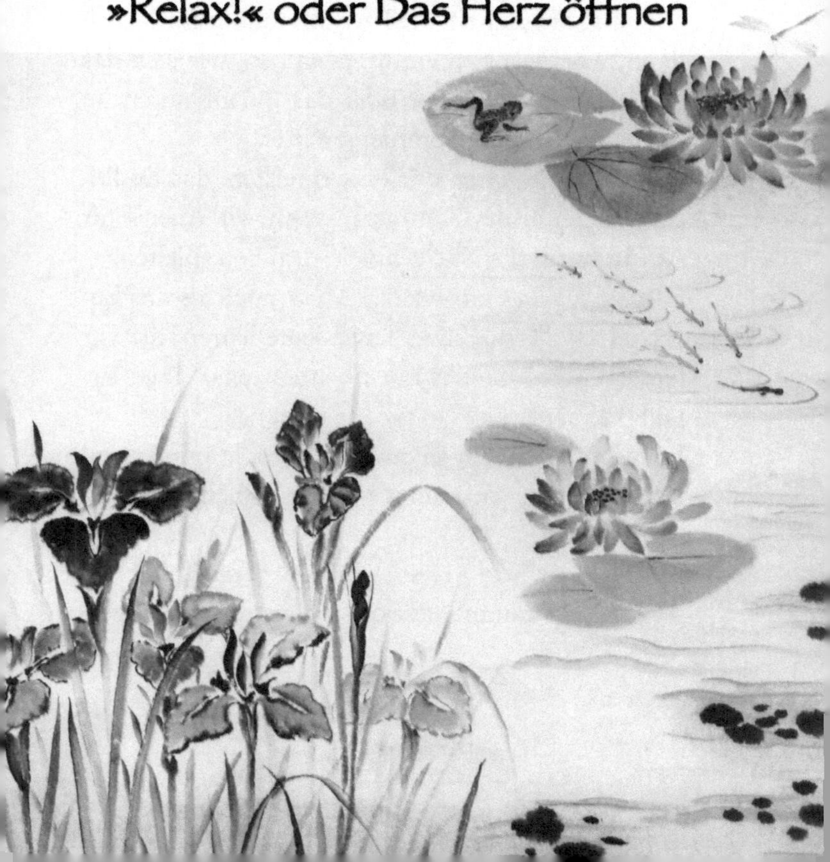

Es ist nicht so, dass der Mann mit dem Rucksack uns nach der Einladung »Enjoy!« als Nächstes Arbeit und die Erfüllung aller Pflichten vorschlagen würde. Ganz im Gegenteil: »Relax!«, sagt er immer und immer wieder.

Und auch im Wort »relax« – »entspann dich, entspannt euch« klingt bei Hiroshi Freude an.

Es ist eine spontane, ungeplante Freude. Sie entsteht dann, wenn wir mit allen Sinnen im Augenblick präsent sind, erwartungslos, anstrengungslos.

»Relax« – das sind Sommerferien fast ohne Events. Die Ausgelassenheit, die Partystimmung ergibt sich dann, wenn sie sich ergibt, genau so, wie sich das Dösen am Fluss ergibt oder das Barfußlaufen im Regen nach einem Sommergewitter.

Als Kinder kannten wir es vermutlich, das Endlosigkeitsgefühl des Sommers, wenn wir Abend für Abend bis in die Nacht hinein draußen spielten.

Hiroshi lehrt es uns wieder. Mehr noch als uns Europäern will er es seine Landsleute lehren, die vor lauter Geschäftigkeit nur noch ein paar Tage Urlaub kennen.

Im Sommer sollten sie nach Europa kommen und ein einfaches, entspanntes Leben haben, wünscht sich Hiroshi.

Ein bisschen wie »Heidi« in den Bergen. Interessanterweise stammt die wohl schönste »Heidi«-Verfilmung ausgerechnet aus Japan, vom großartigen Zeichentrickfilmer Hayao Miyazaki.

»Relax« ist das Zauberwort für alle Konsum- und Eventgeschädigten. Einfach probieren! Um geliebt zu werden, müssen wir gar nicht immer noch cooler, noch mehr sexy sein. Es genügt, bei uns selbst zu bleiben. Genau in den Momenten, in denen uns das gelingt, werden wir für andere anziehend und kommen in Verbindung mit ihnen.

Nicht nur unsere Sinne sind wach, auch unser Herz ist offen. »Relax« ist die hohe Kunst, uns selbst genau so zu spüren und zu mögen, wie wir im Moment sind, witzig oder langweilig, fröhlich oder stumm wie ein Fisch. Wenn uns das schwerfällt, geht es uns so wie vielen anderen Menschen auch – denn wer hat nicht schon als Kind gelernt, sich vorzugsweise sonnig zu präsentieren?

Wie schon erwähnt, das Wort »problem« spricht Hiroshi wie »program« aus. Ein Problem ist ein Programm. Gerade wenn es uns schwerfällt, können wir besonders gut werden in dieser bedingungs- und anstrengungslosen Präsenz, die uns und den Menschen um uns herum so guttut.

Und je mehr wir bei uns selbst sind, desto besser

können wir Freude, Geselligkeit und Liebe in allen Schattierungen ausloten: Spaß, Vergnügen, Witz, Heiterkeit, Herzensfreude, Vereinigung und Ekstase.

Den Schlüssel dazu finden wir in der Dynamik von »tension« und »relaxation«, Spannung und Entspannung. Denn Entspannung macht nur dort Sinn, wo es auch Spannung gibt. Höchstes Anziehen aller Kräfte ... und dann »relax«. Die aufgelöste Spannung in alle Richtungen verströmen lassen, den Taumel genießen.

Spannung und Entspannung definieren sich gegenseitig, existieren in Abhängigkeit voneinander, sind die beiden Kehrseiten einer Medaille, wie wir im Westen sagen, oder *yang* und *yin* in der fernöstlichen Philosophie.

Mit Emotionslosigkeit oder gleichförmig säuselnder Musik hat »relax« wenig zu tun. Daran sollten wir denken, wenn wir auf Anregung von Reiseprospekten »die Seele baumeln lassen« wollen, ohne irgendwo in unserem Leben unser Bestes zu geben. Wir laufen Gefahr, dass für uns im All-inclusive-Hotel auf den Malediven mit der Wellness auch die Langeweile mit inbegriffen ist.

Oder wenn wir als junge Frauen nach der Geburt

des ersten Kindes unseren Beruf und fast unser ganzes soziales Leben an den Nagel hängen, im guten Glauben, dafür entspannt für die Familie da sein zu können: Es funktioniert so nicht! Entspannung ist nur im Zusammenhang mit Anregung, Herausforderung und Anspannung möglich, sonst führt sie in Isolation und Depression.
Unser eigenes Leben voll zu leben, mit Spannung und Entspannung, ist das Beste, was wir als Mütter und Väter für unsere Familie tun können.

»Tension – tension – tension … relax!« ist das Grundmuster vieler Körperübungen, die uns der japanische Meister Hiroshi Nozaki zeigt.

»Tension–relax«-Training

- Spannen, spannen, spannen … und loslassen. Die Gesichtsmuskeln anspannen, die Gesäßmuskeln anspannen, die Hände zu Fäusten zusammendrücken. Noch mehr spannen … und wieder loslassen.
- Wir können im Yoga- oder Schneidersitz die Arme weit nach hinten ausbreiten, weiter und weiter … und dann nach der größten Spannung vorn in uns zusammenfallen. Töne unterstützen uns da-

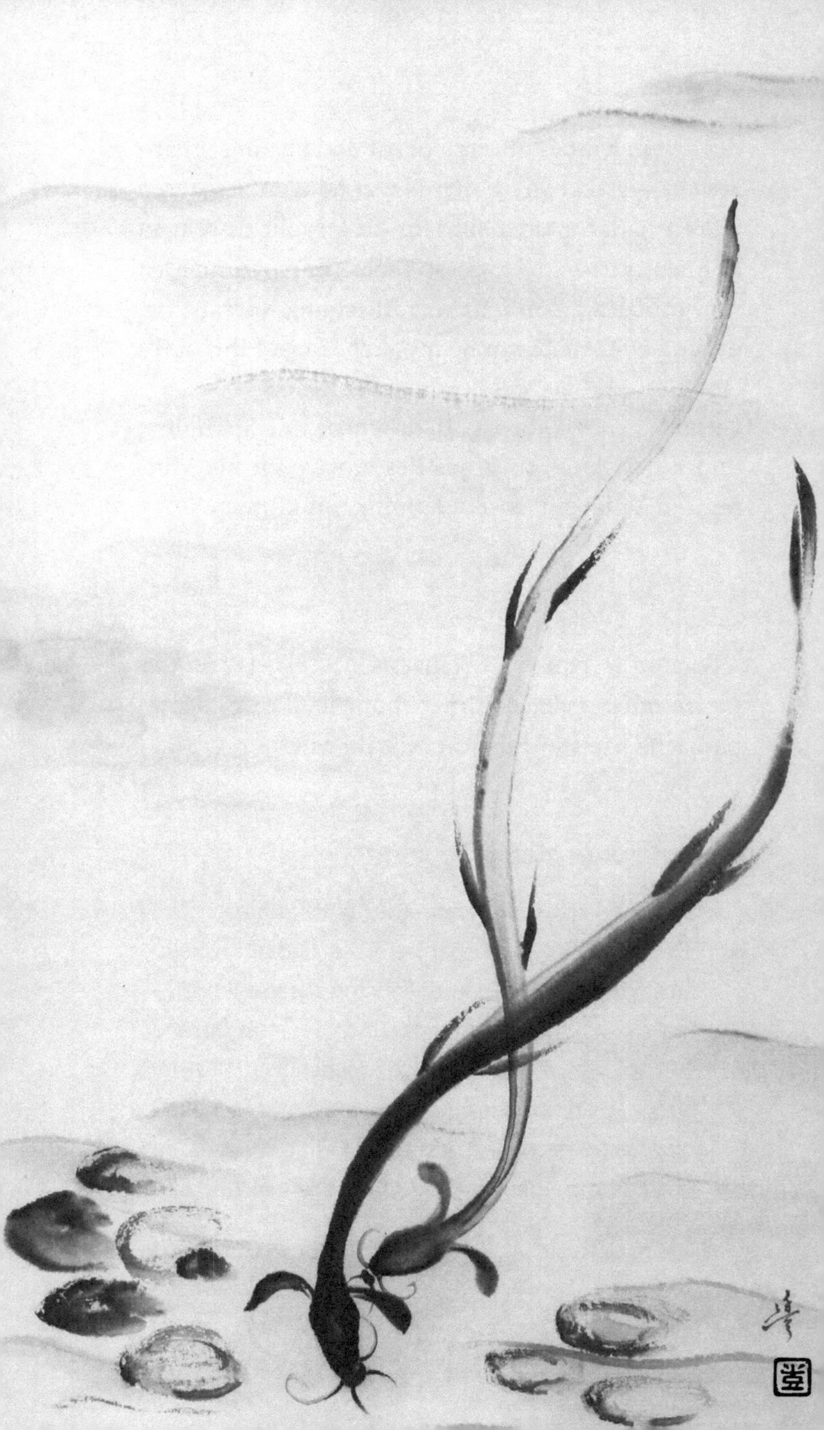

bei: »Mmmmmmh« in der Spannung und »Aaaaaah« beim Loslassen.

- Wir können auch jede einzelne Zehe massieren, härter und härter ... und loslassen. Damit trainieren wir die inneren Organe, die in der fernöstlichen Medizin mit den einzelnen Zehen verbunden sind. Wir behandeln vor allem diejenigen Zehen, die verkrümmt, zusammengezogen, vorn breiter, unter den anderen versteckt oder mit Hornhaut belegt sind. Reiben, reiben, reiben ... und loslassen.

Die Zehen, die mit Hornhaut belegt, vorn sehr dick oder sonst irgendwie auffällig sind, zeigen ein »Programm« an, weisen zum Beispiel auf eine schlechte Durchblutung des entsprechenden inneren Organs hin. Wir können die Zehen nicht nur direkt massieren, sondern auch zusätzlich über die Massage unserer Finger:

Hornhaut an der großen Zehe? Wir massieren die große Zehe und die gleiche Stelle am Daumen.
Eine aufgeblähte zweite Zehe? Wir massieren sie so, als möchten wir sie dünner machen, und verfahren genau gleich am Ringfinger.
Eine gekrümmte und versteckte kleine Zehe? Wir ziehen sie in die Länge und tun das auch beim kleinen Finger.

Immer mit dem Muster »tension – tension – tension ... relax!«

Ohnehin lehrt uns Hiroshi, täglich unsere Hände und Füße zu massieren. Zuweilen verbindet er das mit Tönen und Ritualen:

Fingerritual

- »Ha-ha-ha-ha-ha!« ist der Laut für die Daumenmassage. Er bringt uns in Verbindung mit Vaterenergie. Wir sprechen die Silben ein paar Sekunden lang laut und rhythmisch und massieren dazu mit Daumen und Fingern der rechten Hand die Kanten des linken Daumens, dann wechseln wir die Seite.
- »Hu-hu-hu-hu-hu!« verbindet uns mit Mutterenergie und gilt für die Massage des kleinen Fingers. Hiroshi nennt den kleinen Finger auch »Trainingsfinger«.
- »Ho-ho-ho-ho-ho!« meint unsere eigene Energie. Wir stimulieren sie mit der Massage des Mittelfingers.
- »He-he-he-he-he!« ist die Verbindung mit unseren Freundinnen und Freunden. Hiroshi spricht auch von »Sternenenergie«: Mars, Venus, Jupiter ... Wir massieren den Ringfinger, den Hiroshi

auch »promise«-Finger nennt, den Finger des Versprechens.

- »Hi-hi-hi-hi-hi-hi!« schließlich ist silberne Mondenergie oder die Verbindung mit unserem eigenen inneren Kind. Babymassage! Sie geschieht am Zeigefinger.

Wenn wir ein Problem mit uns herumtragen und keine Lösung finden, empfiehlt uns Hiroshi, die Spitze des kleinen Fingers zu massieren. Dann erhalten wir eine Antwort.

Für unsere Schönheit und Ausstrahlung lehrt uns Hiroshi schließlich eine Gesichtsmassage, die die Lippen voller werden lässt und die Sinnesorgane stärkt. Geheimtipp! Einmal auswendig gelernt, dauert sie zwei bis drei Minuten täglich.

Schönheitsmassage

- Mit den Daumen massieren wir unsere Nase. Hände wie eine Klappe vor die Nase halten und mit den Daumen beidseitig den Nasenrand entlang nach oben und nach unten fahren. 100-mal.
- Mit den Zeigefingern massieren wir den Mund.

100-mal hin und her fahren, eine Hand über der Oberlippe, die andere unter der Unterlippe. In der Halbzeit Hände wechseln.

- Mit den Mittelfingern massieren wir die Ohren. Der Mittelfinger liegt vor dem Ohr, der Zeigefinger hinter dem Ohr. 100-mal auf und ab fahren.
- Mit den Ringfingern massieren wir die geschlossenen Augen und die ganze Augengegend. 100-mal über Augenlider und Brauen streichen, hin und her, auf und ab, oder auch leicht klopfen.
- Mit den kleinen Fingern massieren wir die ganze Kopfhaut unter den Haaren. Mit kleinen, kreisenden Bewegungen oben, seitlich und hinten massieren. 100-mal.

Wechselduschen

Zur Förderung der Durchblutung und Anregung des Kreislaufes empfiehlt uns Hiroshi Wechselduschen: Eine Minute heiß duschen, dann eiskalt, wieder heiß, wieder kalt, noch einmal heiß und zum Schluss wieder kalt. Unvorstellbar? Einfach im Sommer beginnen, wenn uns ohnehin nach Abkühlung zumute ist, und dann täglich durchführen, außer

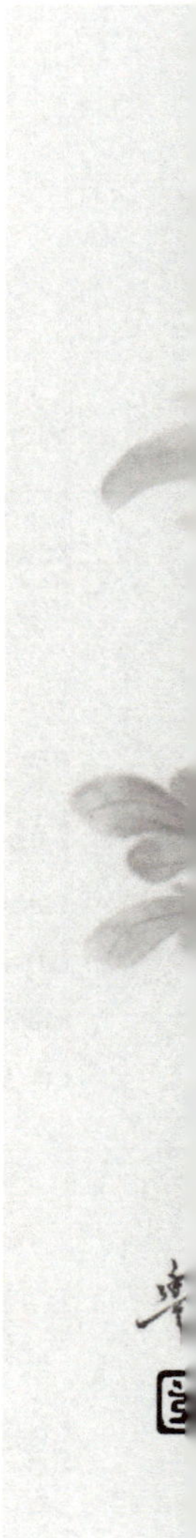

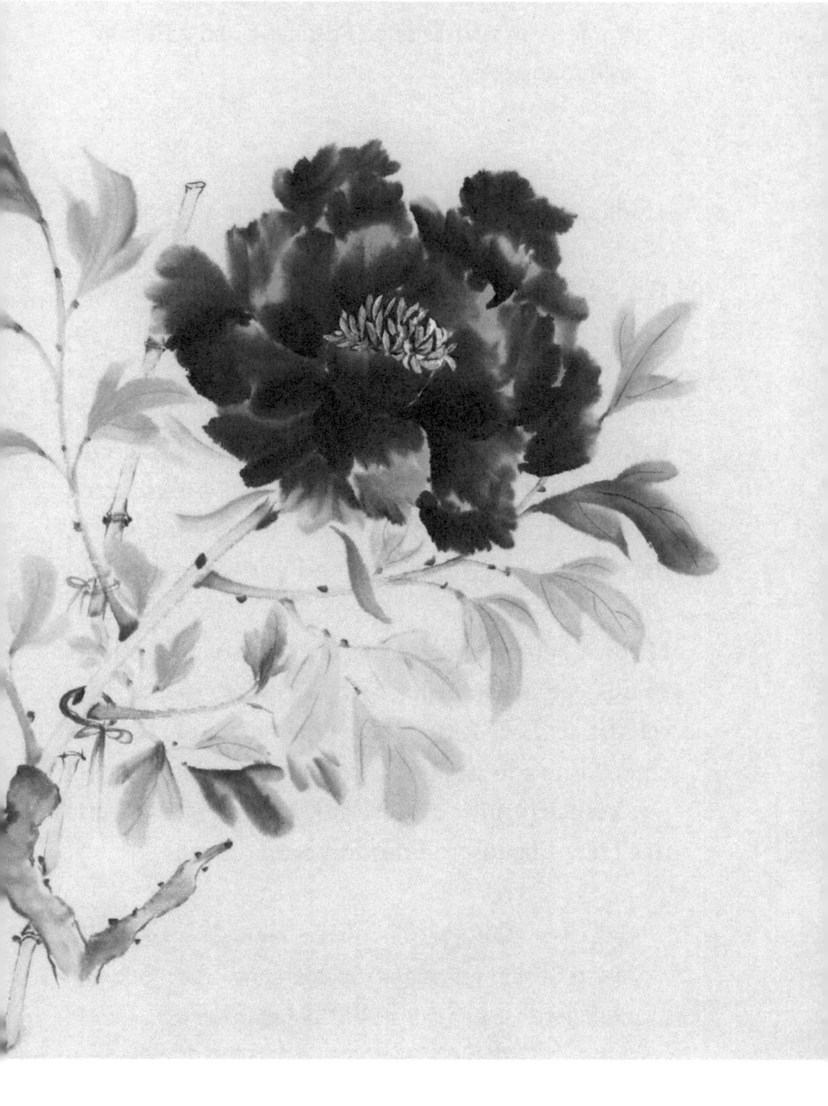

wenn wir erkältet sind. So wird es zum Kinderspiel, geht auch im Winter ohne Probleme und stärkt unser Immunsystem.

»Relax« schließt nichts aus, sondern alles mit ein, alle Sinne und Emotionen.
Wir erleben das, wenn wir entspannt auf einer Wiese liegen, die Gräser mit den nackten Armen spüren, Heu riechen, die Grillen zirpen hören und den davonziehenden Wolken nachschauen. Sommer pur.
Kennen wir auch die tiefe Entspannung, die entsteht, wenn wir unsere Emotionen willkommen heißen, die verständlichen, die unverständlichen, die garstigen und die ganz und gar widersprüchlichen?
Hiroshi lehrt uns diese Dinge, und vor allem lehrt er uns, sie in Gemeinschaft zu tun. Immer wieder schafft er dazu Rituale. Sie entstehen spontan aus einer Situation heraus. Sehen wir uns ein Beispiel an. Vielleicht hilft es uns, auf unsere eigene Weise das Herz für unsere Emotionen zu öffnen.

Nach dem Mittagessen macht eine Gruppe von Shiatsu-Studenten einen Spaziergang über Felder und Wiesen. Auch Hiroshi ist dabei. Er pflückt eine Blume und lädt die Studierenden dazu ein, das ebenfalls zu tun. Nachher stellen alle ihre Blume in eine Vase im Unterrichtszimmer, und zwar mit der Vorstellung, sie der eigenen Mutter zu überreichen. Hiroshi macht es mit einer tiefen, japanischen Verbeugung und mit einem »Danke, danke, danke!«.

Der Mutter danken – mit wie viel Emotionen das verbunden ist! Wir spüren vielleicht Widerstand, Groll, Scheu, Freude, Bewunderung, Sorge, Ärger … was auch immer …, gleichzeitig sehen wir, wie das »Danke« von Hiroshi aus tiefstem Herzen kommt. Vielleicht hilft es uns, unser Herz zu öffnen und unseren Gefühlen einfach ihren Raum zu geben.

Ein weiteres Beispiel?

Eine Gruppe von Studierenden sitzt mit geschlossenen Augen im Kreis und meditiert. Nach einer Weile schlägt Hiroshi vor, dass sich alle eine verstorbene Person vorstellen, die ihnen nahesteht. Es bleibt eine Weile still. Dann hört man da und dort im Raum ein Schluchzen.
Hiroshi lädt die Studierenden dazu ein, die verstorbene Person, die sie gewählt haben, in ihrer Vorstellung zu massieren. Am Rücken, am Bauch, mit feinen

oder mit kräftigen Griffen – ganz wie es für richtig empfunden wird. Da und dort geht das Schluchzen in offenes Weinen über. Alles hat seinen Platz. Mit der Zeit verbreitet sich im Zimmer eine Atmosphäre von Trost, Gelassenheit und Leichtigkeit. Wunderschön!

Leichtigkeit und Gelassenheit entstehen, wenn wir all unseren Emotionen ihren Platz geben und nichts Weiteres tun. »Relax!«
Wenn uns eigene oder fremde Emotionen erdrücken, wenn sie übermächtig werden, wenn wir sie in ihrer Eigendynamik zwar zulassen, jedoch nicht dem Herzen überlassen können oder wenn wir unser Herz in bestimmten Situationen ganz und gar verschließen, haben wir einfach ein »Trainingsprogramm«. Wir haben das alle, immer und immer wieder. Üben – üben – üben … und »relax!«.

Für einen Mann aus Ostasien und einen Mann seiner Generation ist Hiroshi von ungewöhnlicher Offenheit für Emotionen und ihren Ausdruck. Wir ahnen, dass ihm das nicht in die Wiege gelegt wurde, sondern seiner Lebenserfahrung entspringt.
Es ist ihm wichtig, seinen Landsleuten diese Erfah-

rung weiterzugeben. Wenn Hiroshi mit europäischen Freunden nach Japan reist, hat er an den verschiedensten Orten Freunde, die die Gäste aus Europa beherbergen. Vor der Rückreise muntert er seine europäischen Freunde manchmal auf, ihre Trauer über den Abschied zu zeigen ... bis auch die japanischen Gastgeber zu weinen beginnen.

Im Gegenzug ist es ihm wichtig, seinen europäischen Freunden die Künste Japans nahezubringen. Überall kennt er Leute, die Traditionen lebendig halten! Sie zeigen den Europäern die Kunst der Kalligrafie oder die Herstellung exklusiver Kimonostoffe, andere musizieren auf Flöte und »koto«, einem asiatischen Saiteninstrument, das mit der Zither vergleichbar ist.

Hiroshi führt seine Gäste in Shinto-Klöster, buddhistische Tempel, Museen, Gärten und Theater und zu den prächtigsten und feinsten »onsen«-Bädern mit ihren heißen Quellen. Oder zu Familien, die die Gäste mit japanischem Essen verwöhnen! Und natürlich immer zu einer Teezeremonie.

Auch in Europa feiert Hiroshi mit seinen Freunden eine Art Teezeremonie ... spontan und in verkürzten, improvisierten Formen, einfach mit der

Absicht, innezuhalten und die Freundschaft und das Leben mit allen Sinnen zu zelebrieren.
Schauen wir uns die Grundzüge einer japanischen Teezeremonie an.

Teezeremonie

Wir befinden uns zunächst in einem Garten, bevor wir durch eine niedrige Türe auf den Knien in das Teehaus gelangen und dadurch den Alltag hinter uns lassen. Die Schuhe ziehen wir aus. Natürlich haben wir zu Hause daran gedacht, saubere weiße Socken anzuziehen.
Auch die Uhr und unseren Schmuck legen wir ab. Wir lassen uns sitzend oder kniend auf den Strohmatten (»tatami«) am Boden nieder. Ein Stab, den wir im Kimono mitgetragen haben und jetzt hinter uns auf den Boden legen, symbolisiert noch einmal, dass wir uns in einer anderen Welt befinden.
Die Gastgeberin bietet der Person, die »Hauptgast« ist, eine Platte mit erlesensten Süßigkeiten an, den »wagashi«. Sie sind aus rein pflanzlichen Rohstoffen hergestellt, die Basismasse ist eine Paste aus roten »azuki«-Bohnen, Zucker, Reismehl oder Getreide, die weiteren Zutaten und die wunderschönen Farben und Formen sind auf die Jahreszeit und die spezielle Situation abgestimmt. Wir können die-

se konfektähnlichen Köstlichkeiten auch in Europa in japanischen Teegeschäften bekommen.

Die »wagashi« tragen immer einen poetischen Namen. Im Sommer, der in Japan sehr feucht und heiß ist, könnten sie zum Beispiel »taki shibuki« (Sprühregen vom Wasserfall) oder »yama no i« (Brunnen im Gebirge) heißen. Die Person, die Hauptgast ist, bedient sich und reicht die Platte weiter.

Jetzt kommt die Gastgeberin mit dem grünen Tee, der für die Teezeremonie zu feinem Pulver zerrieben wurde (»matcha«) und ebenfalls in japanischen Teegeschäften erhältlich ist. Die Gastgeberin öffnet die Teedose (»cha-ire«), entnimmt mit dem Teebambuslöffel (»chashaku«) Tee, gibt ihn in eine Teeschale (»chawan«), gießt aus einer Teekanne heißes Wasser hinzu und schlägt den dickflüssigen Tee mit einem kleinen Bambusbesen (»chasen«) schaumig.

Die Teeschalen aus Keramik, Porzellan und Lack tragen wunderschöne Motive. Die Gastgeberin reicht die gefüllte Schale dem ersten Gast. Dieser bestaunt sie, indem er sie mehrmals rundherum dreht. Er trinkt dann den Tee Schluck für Schluck, und zwar auf der Hinterseite der Schale, die kein Motiv trägt.

Anschließend reinigt er die benutzte Seite der Schale mit seinem korrekt gefalteten Teetuch (»fukusa«), bewundert die Schale noch einmal und gibt sie dann

so zurück, dass die Vorderseite mit den Bildern und Motiven der Gastgeberin zugewandt ist. Diese reinigt die Schale ausführlich, bevor sie das gleiche Ritual mit dem nächsten Gast durchführt.
Wir sitzen da, hören auf den Klang der Schale, bewundern die Schönheit jedes einzelnen Details, genießen den Geschmack der Süßigkeiten im aparten Kontrast zum bitter schmeckenden Tee. Der Alltag ist weit, weit weg. Wir lauschen den Gesprächen, die in ritualisierter Form zwischen dem ersten Gast und der Gastgeberin stattfinden und sich einzig und allein um den Tee, die Süßigkeiten, die Schale drehen:

> »Diese Süßigkeit ist exzellent! Woher kommt diese Süßigkeit? Wie lautet ihr Name? Was bedeutet er?«
> »Dieser Tee ist köstlich. Was ist das für ein Tee? Wo kommt er her?«
> »Diese Schale ist wunderschön! Was bedeutet dieses Bild? Und dieses hier? Woher kommt die Schale?«

Eine Teezeremonie kann mehrere Stunden dauern und auch ganze Mahlzeiten beinhalten. Begnügen wir uns im Moment mit diesen paar Grundzügen und entschuldigen wir uns bei den Meistern der japanischen Teezeremonie, weil wir ihrer Kunst nicht annähernd gerecht werden. Beim Nachhausegehen

bemerken wir, dass die aufmerksame Gastgeberin unsere Schuhe im Verlauf der Teezeremonie so umgedreht hat, dass sie bereits in der richtigen Richtung bereitstehen.
Vielleicht machen wir uns kundig und finden eine Möglichkeit, in unserer Nähe an einer Teezeremonie teilzunehmen.
So oder so können wir ein paar Elemente dieser Kunst in unseren Alltag aufnehmen.

Die Dinge schön tun, statt schusselig über alles hinwegzubrausen! Uns für die Rituale des Zusammenseins Zeit nehmen.
»Relax!« Das Leben feiern und zur Ausstrahlung bringen.
Beim Essen die Hektik draußen lassen!
Die Geschmäcker wahrnehmen und auskosten und uns auch mal einzig und allein über die feinen Zutaten und die Blumen auf dem Tisch unterhalten. Wäre doch was!

Hiroshi jedenfalls geht mit den Traditionen, die er liebt, sehr frei um. Sie dienen im Alltag dem Zusammensein und der Freundschaft. Eine »Teezeremonie«, das ist auch immer wieder der Abend nach einem Seminar oder einem Arbeitstag in einer Gemeinschaftspraxis. Eine Person bereitet den Tee zu,

alle haben etwas zum Essen dabei, das sich auf den Matten am Boden zu einem köstlichen Buffet verwandelt.
Essen, trinken, genießen, lachen, auch mal singen. Sich gegenseitig Träume erzählen und den Grüntee auf traditionelle Weise zubereiten. Jedenfalls hat Hiroshi in seinem Rucksack ein Set mit Tee, Bambuslöffel und Teebesen mit dabei.
Manchmal kommt es auch vor, dass er nicht japanischen, sondern chinesischen Tee nimmt und ihn auf chinesische Art zubereitet. Er tut es ohne Erklärungen, vielleicht aus Dankbarkeit gegenüber den Meistern der alten chinesischen Medizin, auf die sich auch die japanischen Heilkünste berufen, oder im Bewusstsein einer Gemeinschaft, die größer ist als unsere politischen Grenzen.

Wenn wir ein Sommerbuffet vorbereiten, achten wir darauf, alles festlich und schön anzurichten! Wir bevorzugen die Früchte und Gemüse, die wir im Sommer ernten, sowie rötlich schimmernde Farbtöne in der ganzen Farbpalette Gelb-Orange-Braun-Rosa. Der Sommer als Jahreszeit und der Mittag als Tageszeit sind gut geeignet für Rohkost, während wir im Winter und am Abend gekochte

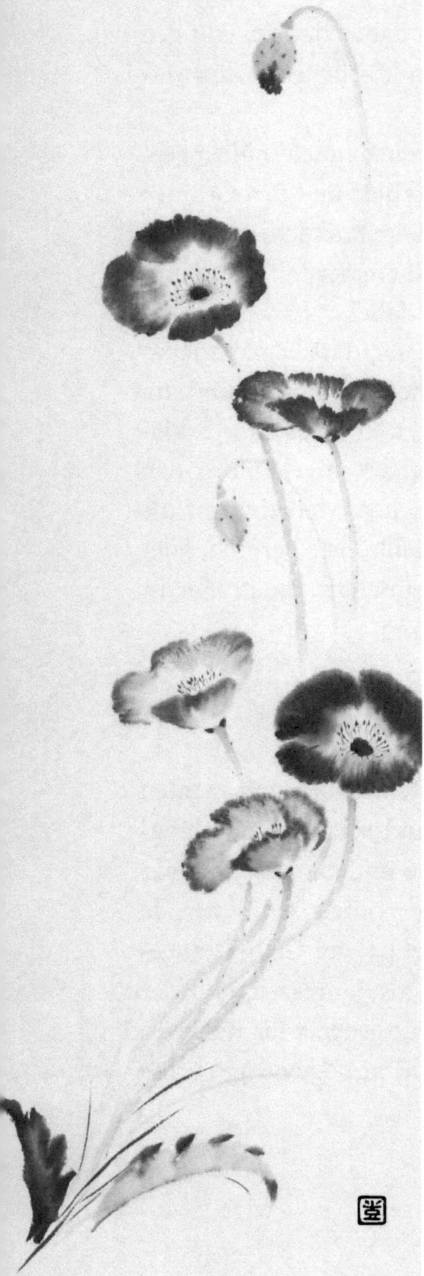

Nahrungsmittel vorziehen sollten.
Wir lassen den bitteren Geschmack zum Zug kommen, der in unserer Ernährung meist zu kurz kommt. Verwenden wir Rosmarin, Thymian und Oregano ... die Kräuter aus der Toskana oder der Provençe, die uns in Ferienstimmung versetzen, denken wir hin und wieder an Chicorée, Rote Bete, Grapefruits und Artischocken. Eine gute Möglichkeit, den verschiedensten Gerichten fast unmerklich den Hauch einer bitteren Note zu geben, ist der Bockshornklee. Wir erhalten ihn in Naturkostläden und können ihn mittags mit einer Pfeffermühle in unsere Saucen und Gerichte mahlen.

Bitter ist auch der grüne Tee, den wir zu und zwischen den Mahlzeiten trinken können. Die Teepflanze für den Grüntee ist die gleiche wie für den Schwarztee, die Blätter werden allerdings nicht fermentiert, sondern getrocknet. Als milden, nicht stimulierenden Tee empfiehlt Hiroshi auch den Drei-Jahres-Tee (»bancha«) aus Stängeln und Blättern, die drei Jahre lang am Teestrauch bleiben, bevor sie geerntet werden.
Kühlend und erfrischend wirken Sojamilch und viele Kräutertees.

Gurken-Algen-Salat

1 möglichst dünne, kleine Salatgurke*
2 TL Salz
10 g Wakame (2 bis 4 15 cm lange Streifen)
2 EL Rohrohrzucker oder anderer Zucker
3 EL Reisessig, ersatzweise Apfelessig

Gurke schälen, mit dem Sparschäler in dünne Scheiben schneiden, in einer Schüssel gut mit dem Salz vermischen, beiseite stellen.

* Falls keine kleinen Gurken erhältlich sind, können bei größeren Exemplaren vor dem Kleinschneiden die Kerne aus der halbierten Frucht herausgeschabt werden.

Wakame 10 Minuten in Wasser einweichen, überschüssiges Wasser sorgfältig ausdrücken und die Streifen in 3 cm lange Stücke schneiden.
Für das Dressing Zucker in Reisessig auflösen.
Jetzt die Gurken gut abtropfen lassen und zu den Algen geben. Direkt vor dem Essen mit dem Dressing übergießen und gut vermischen.

Wakame ist eine beliebte Algenart, die an den Küsten Japans wächst. Sie hat einen hohen Kalziumgehalt und ist reich an Mineralien, Vitaminen und Ballaststoffen. Erhältlich ist Wakame in gewissen Naturkostläden und in Läden mit japanischen Lebensmitteln.

Süße Rote Bohnen mit Geleewürfeln

20 g Agar-Agar-Pulver, ersatzweise 4 TL Gelatinepulver

¼ l heißes Wasser

4 EL Zucker (1)

¼ Liter kaltes Wasser

⅛ l Wasser

3 bis 4 EL Zucker (2)

200 g Azuki-Bohnen aus der Dose

400 g Pfirsiche oder gemischte Früchte der Saison, in mundgerechten Stücken

Agar-Agar auf das heiße Wasser streuen, rühren, bis es sich aufgelöst hat.
Zucker (1) zugeben, unter Rühren darin auflösen.
Sodann einen Viertelliter kaltes Wasser zugeben und alles in eine kleine, mit Plastikfolie ausgekleidete Kuchenform von ca. 16 x 20 cm gießen.
4 Stunden kühl stellen.
Wenn das Gelee erstarrt ist, aus der Form nehmen und in ca. 1 cm große Würfel schneiden.
Für den Sirup ein Achtelliter kaltes Wasser mit dem Zucker (2) in einer kleinen Pfanne unter Rühren schnell erhitzen. Hitze reduzieren, wenn der Zucker aufgelöst ist, und 10 Minuten köcheln, anschließend auskühlen lassen.
Azuki-Bohnen in einer kleinen Pfanne auf mittlerer Hitze erwärmen und auf vier Dessertschalen verteilen.
Geleewürfel und Früchte auf die Schalen verteilen und mit dem Sirup übergießen.

Agar-Agar ist ein geschmacksneutrales Geliermittel aus Algen, erhältlich in Pulverform oder in Stangen. Die Stangen werden vor der Verwendung in Stücke gebrochen und zum Auflösen in Wasser gekocht.
Azuki-Bohnen sind erhältlich in Naturkost- und Asienläden sowie in gewissen Supermärkten. Sie enthalten Vitamin B und viele Ballaststoffe.

Hiroshi lehrt uns, das Herz zu öffnen.
Er lehrt uns auch, es immer wieder zu schließen und zu schützen, wenn die Situation es erfordert.

Klopftechnik für innere Ruhe

Sind wir zu unruhig, zu exaltiert, zu offen für alle Einflüsse, zeigt uns Hiroshi eine Klopftechnik auf den Akupunkturpunkt »Lenkergefäß 20«. Hiroshi nennt ihn den »hundred illnesses makes well point« – den Punkt, der hundert Krankheiten heilt.
Der Punkt befindet sich in einer kleinen Mulde fast zuoberst auf unserem Kopf. Wir finden ihn, wenn wir beide Ohrspitzen mit einer Linie bis zur Scheitelmitte hinauf verlängern.
Wir schließen unsere Faust, das heißt, wir umfassen den Daumen mit den anderen Fingern.
Dann beklopfen wir locker und in regelmäßigem Rhythmus den Punkt. Täglich 100-mal. Wir unterstützen damit unser Nervensystem und fühlen uns ausgeglichener und entspannter.

Eine letzte kleine Sommerweisheit: Alles teilt uns der Meister nicht mit. Das ist gut zu wissen, vor allem dann, wenn wir zu offenherzig, fast schon geschwätzig sind. Wir spüren, ob es besser ist, zu reden oder zu schweigen. Achten wir darauf, schulen wir das!

Hiroshi lehrt es uns in großer Einfachheit. Die schönen Träume sollen wir uns gegenseitig erzählen, sagt er. Die ganz schönen sollten wir für uns behalten.

SPÄTSOMMER

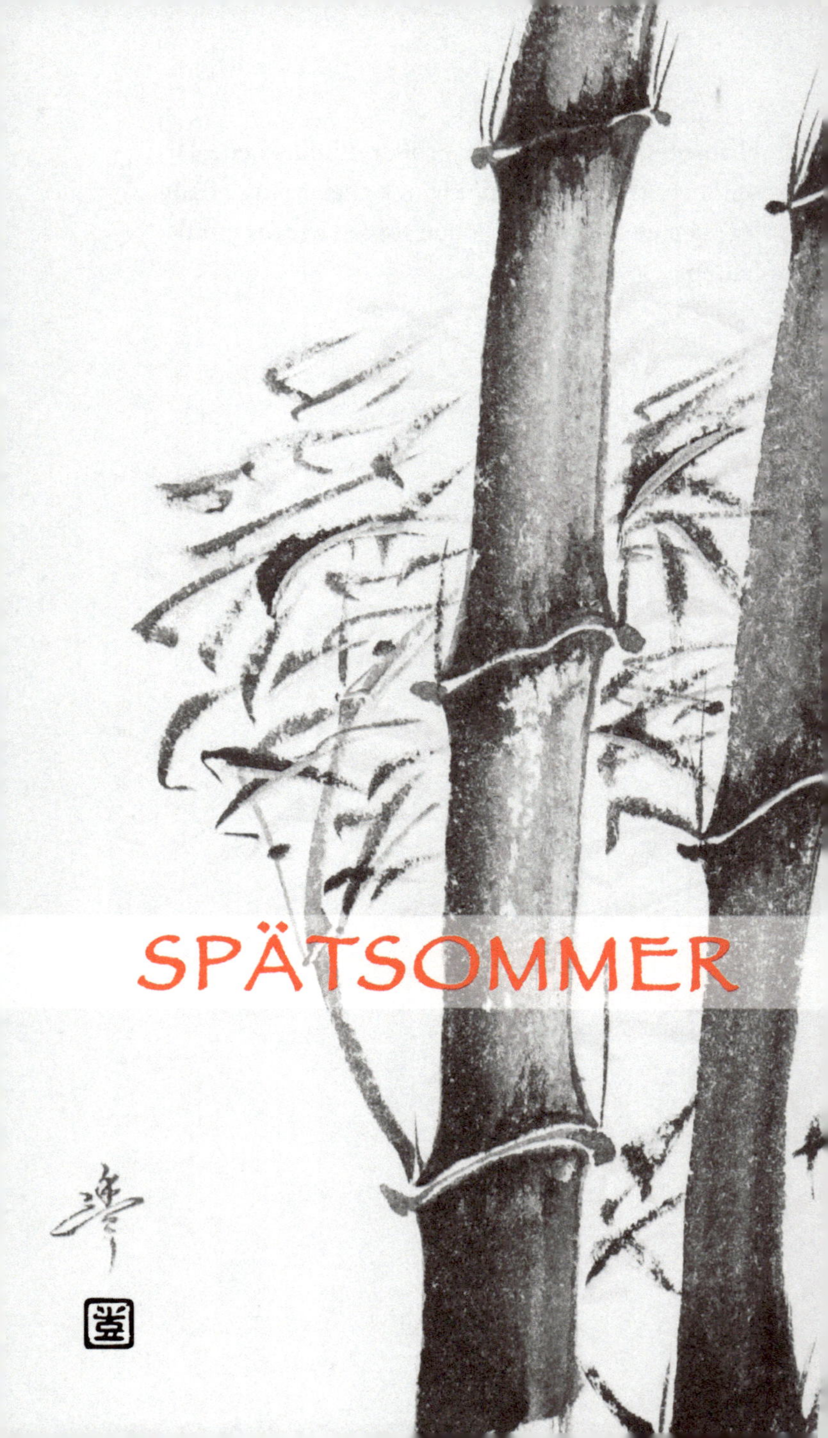

Change habit!« oder Mit den Füßen denken

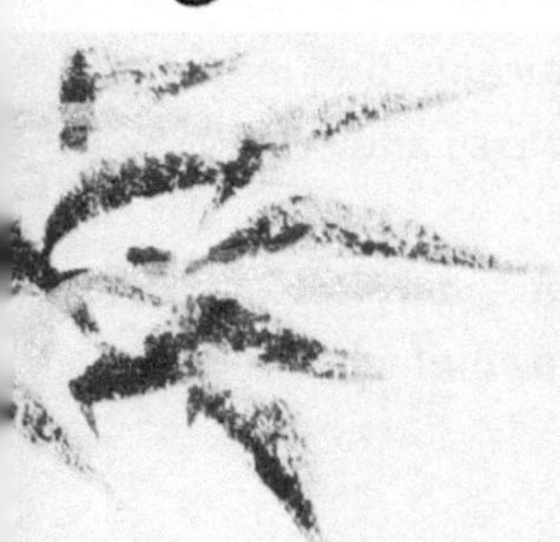

Der Sommer ist vorbei. Was können wir aus dem Rucksack des Meisters lernen, damit wir uns auch an unseren Arbeitstagen so wohlfühlen wie bei einem Spaziergang an Wasser, Sonne und Strand – oder im Schatten von Bäumen, wenn uns das lieber ist, auf einem weichen, mit Piniennadeln übersäten Weg?
»Mit den Füßen denken«, sagt Hiroshi.
Mit den Füßen denken ist eine einfache, natürliche Haltung. Wir praktizieren sie, wenn wir die gegensätzlichen Aspekte des Lebens im harmonischen Wechsel zum Ausgleich bringen. Die Erde kultivieren und zur Erntezeit im Spätsommer die Früchte genießen – beides! Faulenzen und ein Haus bauen – beides! Geben und nehmen – beides! Wir stehen mit beiden Füßen auf dem Boden, die rechte und die linke Seite sind im Gleichgewicht.
Außerdem gehen wir Schritt für Schritt voran und nehmen so das Leben aus verschiedenen Perspektiven wahr. Wir denken im Gehen, wir prüfen und erwägen aus verschiedenen Gesichtspunkten. Das bewahrt uns davor, uns in Extreme zu verrennen oder im Morast stecken zu bleiben. »Mit den Füßen denken« ist so auch die Haltung, die uns Einfühlungsvermögen in die Sichtweise anderer Menschen gibt.
Hört sich noch etwas kompliziert an? Lassen wir uns darauf ein, dann wird es ganz einfach. Es lohnt

sich, mit den Füßen zu denken. Es verhilft uns zu innerer Ausgeglichenheit und erweist sich in unseren Beziehungen als eigentliche Friedensarbeit. Die Füße haben wir von unserer Mutter, und Mütter führen keine Kriege.

Hiroshi jedenfalls sagt, dass er die Hände von seinem Vater und die Füße von seiner Mutter habe.
Mit »Mutter« verbindet Hiroshi zwei unterschiedliche Qualitäten.
Da ist einerseits das Nestgefühl. Das Wissen, dass für alle Bedürfnisse gesorgt wird: Essen, Trinken, Körperkontakt, Schlafen, Harmonie.
Andererseits ist da auch eine »harte Energie«, eine »Trainingsenergie«, die Hiroshi mit dem Bild der Mutter verbindet. Die Mutter gibt alles und zum Fördern fordert sie auch. »Aufstehen!«, sagt sie, wenn der kleine Junge umgefallen ist. »Weitergehen!«
Wenn wir mit den Füßen denken, geben wir diesen beiden Qualitäten ihren Raum und werden so uns selbst gegenüber zu den besten Müttern der Welt. Wir fordern uns auf allen Ebenen, und mit der gleichen Priorität wissen wir unser Leben zu genießen. Der ganze Trick liegt darin, immer und immer wie-

der ein bisschen früher aufzuhören, als wir das tun möchten. Bevor der Kopf schwer und das Denken zum Kreisen, eine Aufgabe zur Obsession, die Mittagspause zur Lethargie wird.
»Change habit!« ist das Zauberwort von Hiroshi, das uns hilft, diese Haltung zu trainieren und unser Denken in die Füße zu bringen. »Change habit«, die Gewohnheiten ändern, immer und immer wieder. Damit sich die verschiedenen Seiten unseres Lebens zyklisch ausgleichen.

Probieren! Kurz bevor wir das Extrem erreicht haben, mit einer bewussten Entscheidung von der Arbeit zur Erholung wechseln oder umgekehrt. Wir bleiben so nicht nur frisch und ausgeruht, sondern werden auch erleben, dass sich Dinge, die wir rechtzeitig liegen gelassen haben, wie von selbst erledigen … unser Unbewusstes wird die noch fehlende Bewegung souverän weiterführen, wenn wir es nur wirken lassen.
Wir können uns das *yin-yang*-Zeichen der fernöstlichen Philosophie vor Augen halten. Wo die schwarze Farbe am größten ist, ist auch schon wieder die weiße Farbe in ihr enthalten. Bevor Weiß allen Raum einnimmt, ist wieder Schwarz geboren.

Wer barfuß am Strand läuft, hört und sieht die nächste Welle schon anbrausen, bevor die vorangehende sich kräuselnd zurückzieht.
Wenn wir mit den Füßen denken, wissen wir uns liebevoll zu versorgen und entschieden zu fordern und gehen dabei von uns selbst unbemerkt meilenweit. Unser Haus ist gebaut, die Diplomarbeit geschrieben, wir spielen Klavier oder leiten souverän eine Arbeitsgruppe – wie war das vor Jahren noch unerreicht! Dabei haben wir nur täglich eine angemessene Zeit investiert.

Mit welcher der beiden Qualitäten, die Hiroshi mit dem Bild der Mutter verbindet, können wir uns besser versorgen: mit dem Nest- und Kuschelgefühl oder mit der fordernden »Trainingsenergie«? Je nachdem, wie und in welchen Jahrzehnten wir aufgewachsen sind, wird unsere Antwort anders ausfallen.
Vielleicht fällt es uns schwer, für unsere eigenen Bedürfnisse genauso gut zu sorgen, wie wir es für die Bedürfnisse der anderen tun. Immer haben wir etwas zu erledigen. Immer braucht jemand unseren Einsatz, unser Mitdenken, unsere Hilfe. Nichts Schlimmeres, als von anderen beim Müßiggang

ertappt zu werden! Sofort murmeln wir eine Entschuldigung, zeigen wieder, was wir am besten können: tatkräftiges Anpacken und Unentbehrlichkeit.

Wenn das so ist, dann sollten wir unsere Ersetzbarkeit trainieren! Gerade wenn wir Mütter sind und der größte Teil der Haus- und Familienarbeit bei uns liegt. »Change habit!« Lassen wir unsere Fürsorge nicht zum selbstverständlichen Ruhekissen für unsere Lieben werden. Fahren wir jede Woche ein paar Stunden weg, liegen wir auf der faulen Haut und fühlen wir uns wohl mit uns selbst. Unsere Familie wird es richten, anders als wir es tun und auch wunderbar. Das wird nicht nur uns, sondern auch unserem Partner und unseren Kindern ausgesprochen guttun.

Oder gehören wir zu den Menschen, denen die andere Mutterqualität nicht passt, die harte »Trainingsenergie«? Finden wir es uncool, uns anzustrengen? Wer will schon gehen, wenn man auch fliegen kann? Was mühsam ist, wird von anderen erledigt, und wir sind Spezialisten darin, immer wieder Leute zu finden, die das auch tatsächlich für uns tun, ganz wie das im »Hotel Mama« funktioniert.

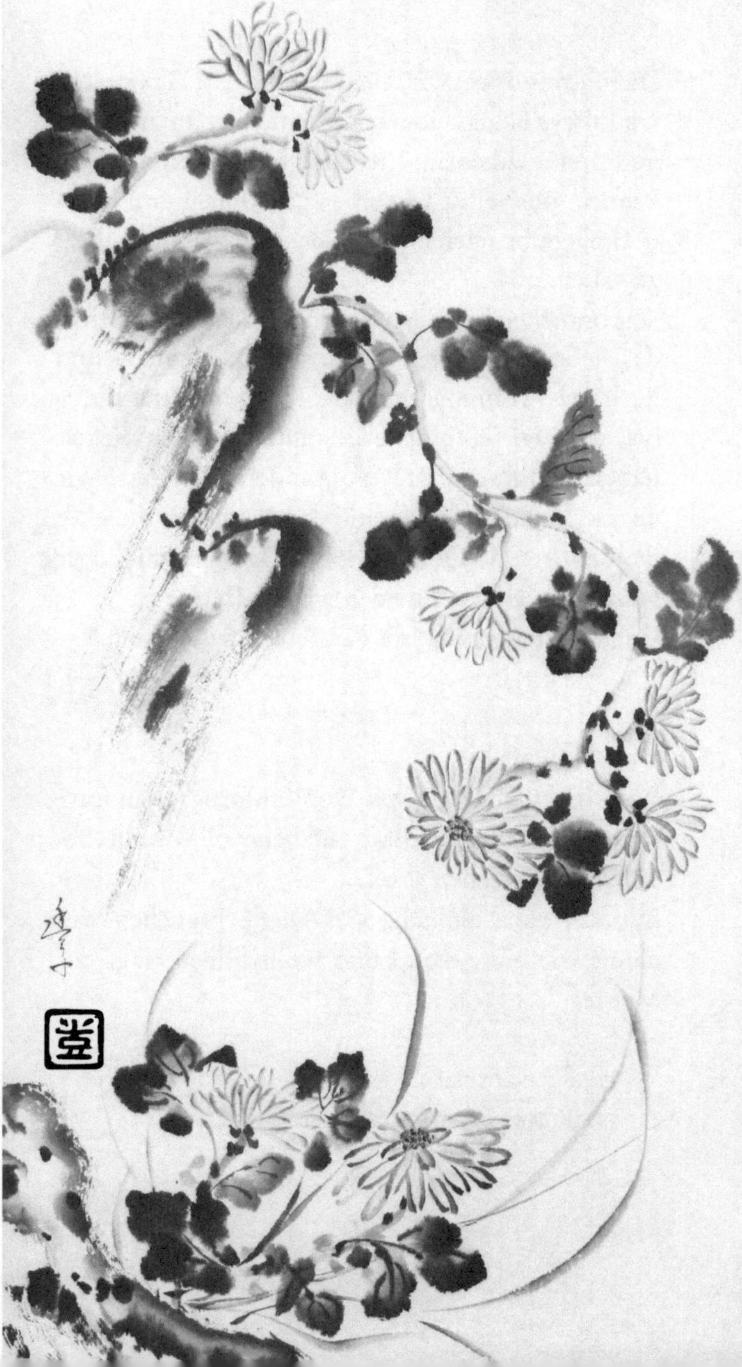

Dann trainieren wir Unabhängigkeit! Trainieren wir unsere Fähigkeit, nach einem Sturz aufzustehen und weiterzugehen. Lernen wir die Befriedigung kennen, uns selbst versorgen zu können und unsere Umgebung nach unserem eigenen Geschmack zu gestalten.

Wir brauchen beide Mutterqualitäten in uns selbst, das liebevolle Sorgen für unsere Bedürfnisse und die harte »Trainingsenergie«. Freuen wir uns darüber, dass wir eine Seite besonders gut entwickelt haben, und trainieren wir die andere. Vergessen wir unsere Verachtung gegenüber Menschen, die eher die uns fremde Qualität leben! Lernen wir lieber von ihnen. Und vermeiden wir die Extreme.

Dann beginnen wir, mit den Füßen zu denken.

Wie sieht denn Hiroshis Wohlfühlprogramm aus? Diejenige Mutterqualität, die liebevoll für alle Bedürfnisse im Leben sorgt?

Einfach, ganz einfach. Vier Dinge brauchen wir, damit wir uns gesund und wohl fühlen, sagt der Meister:

- genügend Schlaf
- gesundes und abwechslungsreiches Essen

- Bewegung
- Massage und Körperkontakt

Genügend Schlaf! Wenn wir müde sind, sollen wir schlafen. So lange, bis wir genug geschlafen haben. Vielleicht brauchen wir auch tagsüber ein kurzes Nickerchen. Wo das nicht möglich ist, können wir unsere Müdigkeit verjagen, indem wir uns die Achillessehnen massieren.

Fußbad am Abend

Wenn wir schlecht einschlafen können, kann ein warmes Fußbad am Abend hilfreich sein. Anschließend Hornhaut entfernen und die Füße eincremen und massieren.

Liegen wir mitten in der Nacht wach, massieren wir uns mit dem einen Fuß die andere Fußsohle und Ferse, dann wechseln wir.
Hiroshi unterscheidet »Müdigkeit mit Energie« von der »Müdigkeit ohne Energie«. Das Zweite kennt er vor allem bei seinen pausenlos beschäftigten Landsleuten, das Erste hier im Westen.
Wenn wir ständig angespannt sind, kann sich daraus eine chronische Müdigkeit entwickeln, auch wenn es uns nicht an Energie fehlt. Dann können

kurze Entspannungszeiten ein- oder mehrmals täglich Wunder wirken. Sich hinlegen, einfach nur daliegen, sich selbst spüren und das Gefühl kennenlernen, entspannt und wach zu sein – beides!

Dann das Essen und Trinken: In vollen Zügen genießen, was die Saison uns an Genüssen bereithält, das haben wir bereits gelernt. Wir wissen selbst, was uns guttut. Es genügt, dem Wissen unseres Körpers zu vertrauen, unseren Vorlieben und Abneigungen. Das ist das A und das O.
Natürlich können wir aus dem Rucksack des Meisters noch ein paar weitere Einsichten mitnehmen, was das Essen betrifft.

Drei Ernährungsregeln

Erstens: Sehr gut und langsam kauen!
Zweitens: Nur 80 oder 90 Prozent von dem essen, was wir gern essen möchten. Einfach kurz vorher aufhören – so wie beim Arbeiten, bei der Siesta, beim Denken. Es geht so leicht. So sind wir auf lange Sicht effizienter, energievoller und zufriedener als mit jeder radikalen Schlankheitskur.
Drittens: »Change habit!« – die Gewohnheiten än-

dern. Krankheiten entstehen aus Gewohnheiten. Genießen wir unser Glas Wein, wenn das für uns zu einem guten Essen gehört. Genießen wir ein Stück Schokolade. Einfach nicht jeden Tag. »Alle drei Tage eine Zigarette?« – »Wunderbar!«, sagt Hiroshi.

Essen wir Süßigkeiten, wenn wir sie mögen! Vorzugsweise mit Rohrohrzucker. Die Geschmacksrichtung des Spätsommers und des Nachmittags ist die natürliche Süße, als Farbe besonders zum Zug kommt jetzt Gelb. Erste Priorität auf unserem Speisezettel haben Getreide, Mais, gelbe Früchte und der Kürbis in allen Variationen.
Zum folgenden Kürbisgericht können wir Reis oder andere Beilagen servieren. Der Reis passt als Beilage in alle Jahreszeiten.

Kürbis

600 g Kürbis (feste, mehlige Sorten mit süßlichem, aromatischem Geschmack, z. B. Kabocha, Moschus, Potimarron)

evtl. Dashi

Gomasio, nach Belieben

Kürbis mit feiner Schale partiell schälen, Kürbis mit dicker Schale ganz schälen und in mundgerech-

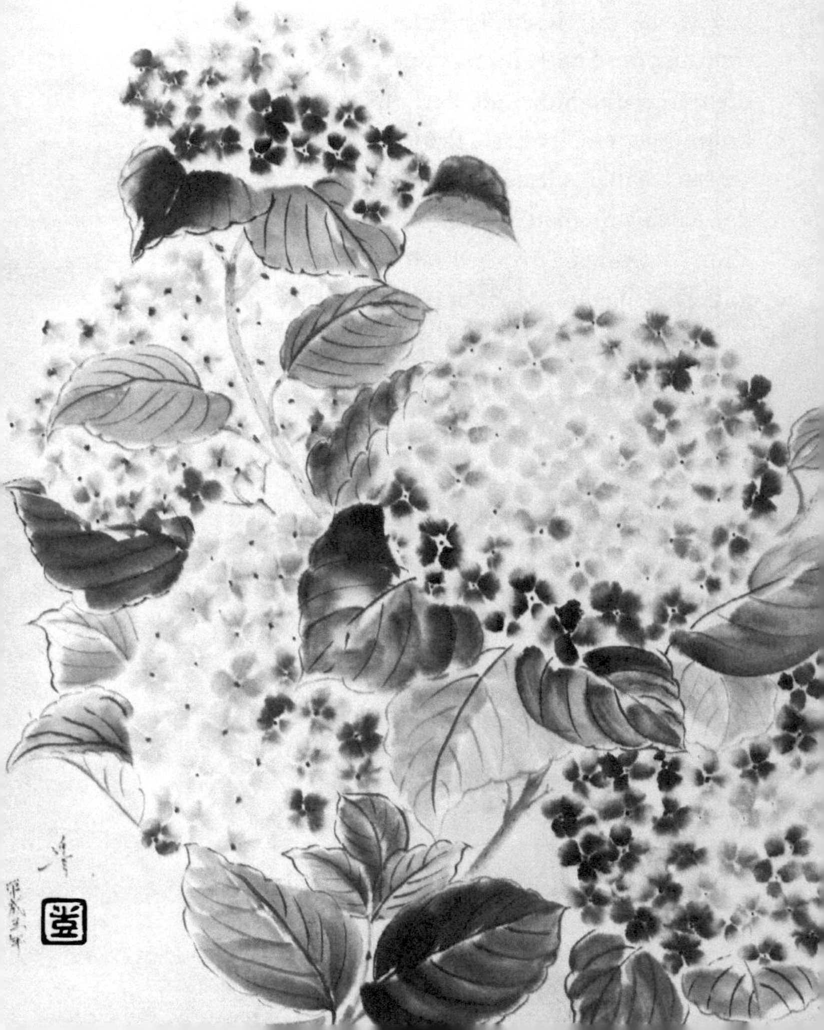

te Stücke schneiden. Entweder über Dampf garen (funktioniert wunderbar im Dampfeinsatz des Reiskochers über dem kochenden Reis) oder in Dashi sehr langsam weich kochen. Zum Essen nach Belieben Gomasio darüberstreuen.

Dashi, japanische Brühe, ist erhältlich als Granulat in speziellen Naturkostläden und in Läden mit japanischen Lebensmitteln.

Gomasio ist Sesamsalz. Wir können es selbst herstellen, indem wir 1 Teil gutes Meersalz in einer trockenen Bratpfanne anrösten, es in den Mörser geben, dann 6 bis 10 Teile braune oder schwarze Sesamsamen in derselben Pfanne anrösten, bis sie duften (wenn die Samen knistern, ist es zu heiß). Salz und Sesamsamen verreiben wir zusammen im Mörser. Braune Sesamsamen bekommen wir im Naturkostladen, schwarze in Asienläden.

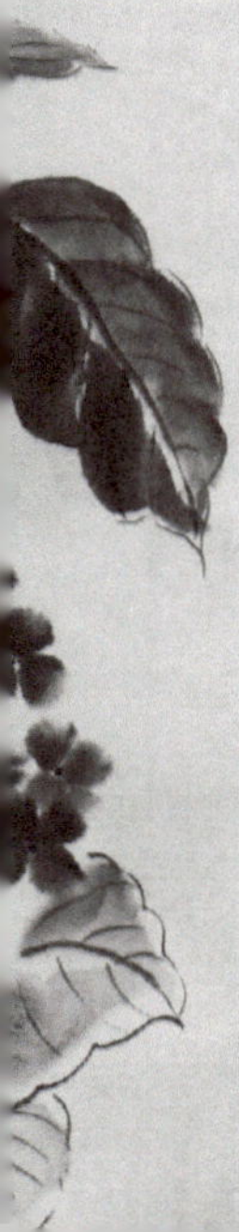

Vollreis (als Beilage)

250 g Vollreis

½ l Wasser

1 TL Salz

Reis waschen, bis das Wasser klar bleibt. Mit dem Wasser aufkochen, zugedeckt auf kleiner Wärmestufe garen, bis alles Wasser aufgesogen ist. Salz in wenig Wasser auflösen, über den Reis geben, sorgfältig vermischen und zugedeckt auf der ausgeschalteten Herdplatte 20 bis 40 Minuten quellen lassen.

Noch einfacher ist die Zubereitung im Reiskocher. Auch hier wird das Salz erst beigefügt, wenn das Wasser absorbiert ist, und anschließend muss der Reis quellen. Der Reis wird so sehr luftig.

Beim Vollreis ist nur die äußerste Hülle des Korns entfernt. Er wird nicht poliert wie weißer Reis und besitzt in den äußersten Schichten viele Mineralien und Vitamine (vor allem Vitamin B 6, das ausgesprochen wichtig für die Nerven ist) sowie Ballaststoffe, die die Verdauung unterstützen. Er ist kräftiger im Geschmack als weißer Reis, leicht nussig, er braucht wesentlich länger, bis er gar ist, und muss mehr gekaut werden.

Zum Wohlfühlprogramm gehört außerdem Bewegung, das heißt täglich mindestens 20 Minuten zügig zu Fuß gehen, möglichst im Grünen und auf Naturwegen. Das gilt für uns alle. Jogging im Sportdress ist nicht zwingend nötig. Joggen wir, weil wir glauben, es für unsere Gesundheit tun zu müssen? Dann lassen wir es lieber. Rennen wir aus Lust an der Bewegung? Dann tut es uns gut. Das gilt auch fürs Biken, Walken, fürs Schwimmen oder fürs Fitnesscenter. Wir wissen, was uns guttut. Vertrauen wir uns! Je mehr wir mit den Füßen denken, desto weniger verrennen wir uns – weder im Arbeits- noch im Fitnesswahn.
Hiroshi selbst macht Yoga und Gymnastik, täglich, und wer mag, kann ein paar Übungen von ihm lernen.

Körperübungen in Rückenlage

- Am wichtigsten ist, dass wir täglich ein paar Minuten lang die Kerze machen und so den Füßen die Position des Kopfes geben. Wir wirken damit effizient allen Senkungsbeschwerden entgegen. Wir können dazu »Fahrrad fahren«, langsam und immer schneller, wir können auch mit dem einen Fuß den andern Fuß und die Beine massieren. Wie es uns gefällt.

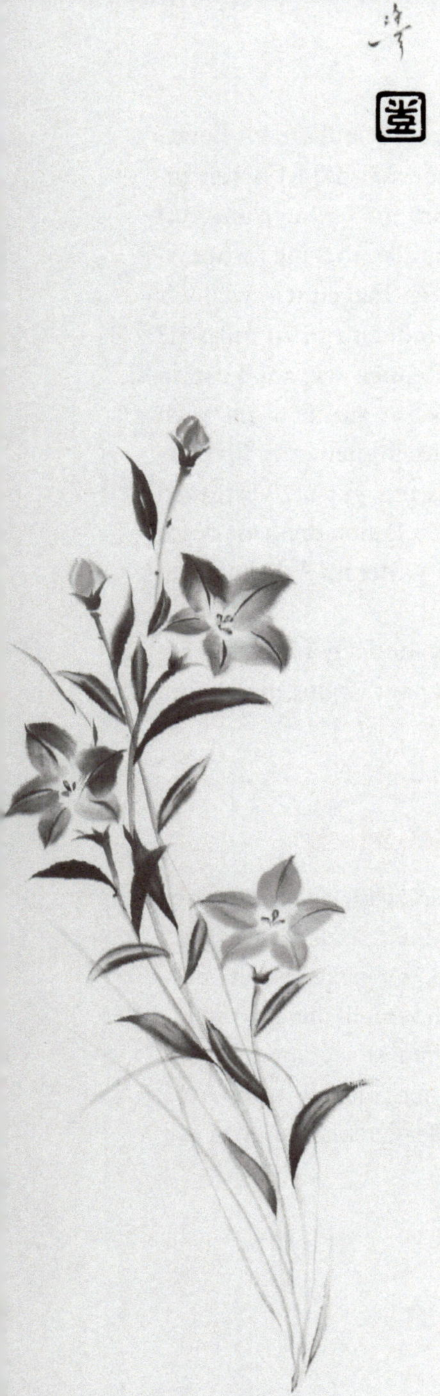

- Dann kommen wir mit dem Gesäß wieder auf den Boden. Um unsere Bauchmuskeln zu trainieren, bringen wir die noch hoch gestreckten Beine ganz, ganz langsam ausgestreckt zu Boden. Wir wiederholen diese Übung 2-mal.
- Anschließend stellen wir die Füße auf den Boden und lassen beide Knie auf die eine und dann auf die andere Seite kippen.
- Wir ziehen die Knie zum Bauch hin an, die Arme strecken wir am Boden aus. Dann schaukeln wir gemütlich hin und her und massieren damit unsere Nierengegend.

- Schließlich liegen wir ausgestreckt da und massieren mit den Handflächen mit schnellen Querbewegungen unseren Körper, von der Leiste bis zum Hals. Wenn wir wollen, können wir je 100 leichte Hin- und Herbewegungen bei den sogenannten Chakren oder Energiezentren machen: am Damm, am Unterbauch, zwischen Bauchnabel und Brusthöhe, im Brustbereich, im Kehlbereich. Die Chakren aus der indischen Kultur entsprechen weitgehend der Lage der Hormondrüsen. Wir können uns vorstellen, dass wir mit dieser Übung unseren ganzen Körper stärken und wärmen.

Körperübungen in Bauchlage

- Wir drücken die Füße zum Gesäß hin und massieren uns selbst Fersen, Fußsohlen, Rist und alle Zehen. Bei den Zehen verfahren wir nach dem bereits gelernten Muster: »Tension – tension – tension ... relax!«
- Wir massieren mit den Händen das Gesäß, die Nierengegend und die Längslinien parallel zur Wirbelsäule.
- Wir strecken die Arme weit aus, den einen schräg nach oben, den anderen nach unten. Wir spannen an, so weit es geht, und lassen dann wieder los.

Anschließend strecken wir den anderen Arm nach oben bzw. nach unten. Wir können das mehrmals hintereinander tun.

- Wir ziehen den ganzen Körper zu einem kleinen Paket zusammen und kommen langsam, genüsslich, in den Fersensitz. Im Fersensitz massieren wir Nacken, Schädelbasis und Hals.

Es sind einfache Übungen, die Hiroshi uns vorschlägt. Vielen von uns sind sie so oder ähnlich bekannt.
Ändern wir sie für uns ab, ergänzen wir sie mit anderen Übungen, machen wir es so, wie es uns guttut und gefällt.
Wichtig ist, dass wir bei allen Übungen tief und langsam atmen.
Als Spezialität von Hiroshi können wir noch eine Übung lernen, die uns so viel Energie gibt wie zwei Stunden laufen und uns insofern elegant vor keuchendem Jogging im Straßenlärm bewahrt:

Klopfen auf den »Dreimeilenpunkt«

Wir sitzen am Boden oder auch auf einem Stuhl. Wir legen unsere Handflächen über die Knie und spreizen unsere Finger: Dort, wo der Ringfinger endet, liegt der Akupunkturpunkt »Magen 36«, den wir suchen, er hat auch den Namen »Dreimeilenpunkt«. Wir umfassen mit den Fingern unsere Daumen und klopfen mit diesen locker geschlossenen Fäusten auf den Punkt, 200-mal auf beiden Seiten gleichzeitig. Täglich! So werden wir 200 Jahre alt, sagt Hiroshi.

Zum Wohlfühlprogramm gehört schließlich die Massage.

Massage meint bei Weitem nicht nur die professionelle Massage durch einen Therapeuten oder eine Therapeutin. Massage im Sinne von Hiroshi ist auch jeder familiäre Körper- und Kuschelkontakt. Massieren können wir uns auch selbst bei vielen Yogaübungen oder auch einfach durch das Liegen am Boden, auf einer Wiese, auf dem Sand.

Für eine schöne Rückenmassage können wir unsere kleine Tochter, unseren kleinen Sohn oder einen Freund auf unserem Rücken spazieren lassen.

Massage meint, dass wir uns selbst und gegenseitig so berühren, wie wir es brauchen. Mit den Händen und emotional. Dass wir uns den Rücken stärken, Wärme geben, herausfordern, spüren, Raum und Luft lassen, zum Lachen bringen. Massage ist das »Leben einer Familie«, sagt Hiroshi. Alle geben, was sie können, und alle bekommen, was sie brauchen.

So viel zu Hiroshis Wohlfühlprogramm. All diese Dinge sollten wir täglich tun, um uns gesund und wohl in unserem Körper zu fühlen wie ein gestilltes und frisch gewickeltes Baby. Das fordert von uns ein kleines, tägliches Training. Sind wir also nicht eher fast schon bei der zweiten Mutterqualität angelangt, der fordernden »Trainingsenergie«? Wir wissen es nicht so genau? Eben! Wenn wir mit den Füßen denken, wechseln wir fast unbemerkt von der einen zur anderen Seite. Wir sorgen liebevoll und verlässlich für alles, was wir brauchen, und halten uns gleichzeitig an, weiterzugehen, bevor wir in satter Zufriedenheit stecken bleiben. Bevor wir uns andererseits im Drang nach Leistung verrennen, haben wir auch schon wieder daran gedacht, den Tisch zu decken. »Change habit!« ist der kleine Trick, der uns dabei hilft, auf allen Ebenen. Bei der Arbeit genauso wie bei Freizeit und Sport.

Natürlich ist diese Art von Ausgeglichenheit unter manchen Lebensumständen leichter zu verwirklichen als unter anderen. Wenn wir nur Teilzeit arbeiten, haben wir mehr Spielraum, wie wenn wir uns zu 100 Prozent im Beruf engagieren.

Vielleicht finden wir im Verlauf unseres Lebens Wege, unsere Arbeitspensen so zu gestalten, dass sie Abwechslung ermöglichen. Vielleicht bekommen wir einen persönlichen Mix von Erwerbsarbeit, Familie, Sozialleben, Politik, Kultur und Erholung hin, der uns selbst und den Leuten um uns herum guttut. Im besten Fall erreichen wir sogar, dass »Arbeit« und »Leben« keine Gegensätze sind.
»Change habit!« – und auch dann geht es immer wieder weiter. Damit das eben noch kuschelige Vogelnest nicht zum goldenen Käfig wird. Damit wir nicht gedankenlos herumschlurfen, wo wir doch mit den Füßen denken wollten. Denken!

Insofern hilft uns »Change habit!« nicht nur für ein gesundes, zufriedenes Leben, es hilft uns auch enorm bei unseren Beziehungen. Wer mit den Füßen denkt, sieht Klippen und Hindernisse voraus, lange bevor sie zur Gefahr werden. Rennt nicht blindlings ins Gestrüpp, sondern wählt seine Wege mit Bedacht und immer wieder neu.
Hiroshi Nozaki lebt so. Alle Gruppen, die um ihn herum entstehen, öffnet er für neue Leute. Immer und immer wieder. Sein Mix von Verlässlichkeit und Freiheit in Beziehungen ist einzigartig. Niemand

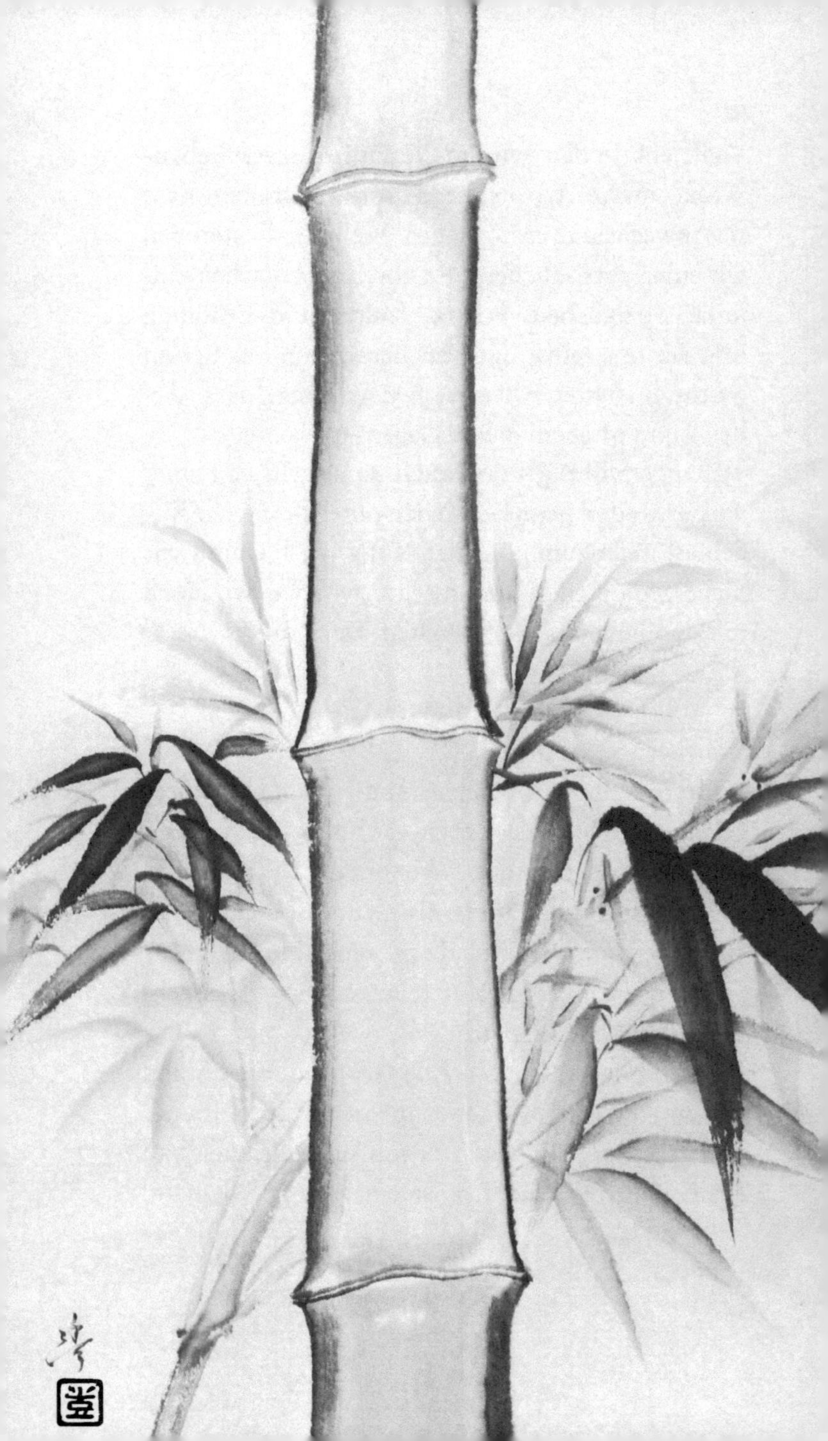

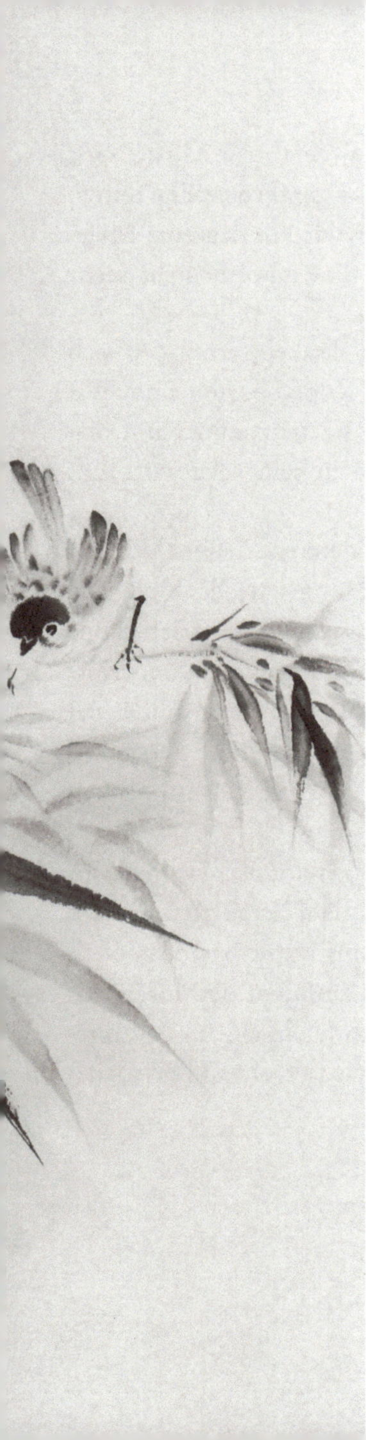

kann ihn festhalten und für sich allein in Anspruch nehmen. Nirgendwo gibt es Klebrigkeit.
Beziehungen entstehen und wandeln sich. Hiroshi fühlt sich zu Hause, wo immer er ist. An vielen Orten steht für ihn eine Matte zum Schlafen bereit. Er genießt das Leben mit seinen Freunden, gibt und empfängt und bricht auch immer wieder auf. Er bleibt verbunden und geht weiter, sein Leben lang.

Wir können diese Haltung trainieren, auch wenn wir selbst einen festen Wohnsitz haben. Mit »Change habit!«

klären und entwirren wir festgefahrene Muster. Wir können möglicherweise eine gefährdete Ehe retten, bevor es zu spät ist – oder wir können eine Beziehung umwandeln, die in dieser Form nicht mehr stimmt.

Wenn wir mit den Füßen denken, erübrigen sich Fragestellungen, die reine Kopfgeburten sind. Wir erkennen sie daran, dass sie sich immer um den gleichen Punkt drehen und zu keiner Antwort führen.

Wenn wir mit den Füßen denken, bleiben wir auf dem Boden und gewinnen immer wieder eine neue Sicht, einfach durchs Weitergehen. Wir erleben uns in unseren Sehnsüchten, Abhängigkeiten und Stärken, nichts davon stimmt für sich allein. Wir sehen das nur, wenn wir weitergehen und die Perspektiven wechseln, nicht wenn wir im Morast stecken bleiben.

Trainieren! Anstelle von Schlammschlachten finden wir so zu Wegen, die allen Beteiligten guttun. Wir beginnen, nicht nur uns selbst, sondern auch den anderen ihren Weg zuzumuten und lösen uns aus Mustern der Überfürsorglichkeit. Im besonnenen Weitergehen leisten wir tiefgehende Friedensarbeit.

»Change habit!« Einfach die Gewohnheiten ändern. In vielen kleinen und großen Dingen. Mit der linken Hand die Zähne putzen, wenn wir es immer mit rechts tun. Unseren Partner, unseren Sohn kochen lassen – auf ihre Weise kochen lassen! –, wenn wir es immer selbst tun. Den Freundeskreis öffnen. Neue Wege ausprobieren.
Hiroshi lehrt uns kleine Spiele, um dranzubleiben.

Großvater-Enkelin-Training

Wenn eine Partnerschaft schwierig ist, können wir uns dreieinhalb Tage lang so verhalten, als wären wir der Großvater, unsere Partnerin die Enkelin. Dann wechseln wir: Dreieinhalb Tage lang Enkel spielen und sie zur Großmutter machen. Nicht darüber sprechen. Einfach die entsprechende Haltung einnehmen. Schauen, was passiert.

Dreieinhalb Tage? Eine Maßeinheit des Mondes. Achtundzwanzig Tage – vierzehn – sieben – dreieinhalb! Auch wir verändern uns in Zyklen, haben Fülle und Leere, fette und magere Jahre. Eines entsteht im anderen. So ist das Leben auf der Erde. Nehmen wir das einfach als Spiel.

Mit den Füßen denken ist eine erdbezogene, natürliche Haltung.
Die fernöstliche Lehre der fünf Elemente oder Wandlungsphasen verbindet das Element »Erde« einerseits mit dem Spätsommer, der Erntezeit, in der wir mit allen Farben und Genüssen verwöhnt werden. Andererseits schlägt sie uns eine Haltung mit Boden unter den Füßen auch für alle anderen Zeiten des Wechsels vor: Von einer Jahreszeit in die andere, von einer Lebensphase in die nächste.
Denn in den Wandlungszeiten brauchen wir sie besonders, diese Haltung der Mitte, in der wir uns verwöhnen und fordern, beides. In der wir sorgfältig darauf achten, dass unser Geben und Nehmen ausgeglichen ist. In der wir das Leben genießen und uns gleichzeitig jede Arbeit und Schwierigkeit zumuten.
Wenn wir dann frisch und ausgeruht durch das Leben gehen, wie nach einem Spaziergang am Strand, kann es sein, dass wir uns diese Frage stellen: Sorgen wir eigentlich für all unsere Bedürfnisse, damit wir auf lange Sicht gesund und effizient sind? Damit wir unsere Fähigkeiten und Talente bis ins hohe Alter gut einsetzen können und sie für uns und andere Früchte bringen?
Oder muten wir uns Arbeit, Schwierigkeiten und Training zu, weil uns das Befriedigung verschafft,

weil wir ohne diese Herausforderung das Leben viel weniger intensiv genießen könnten? Sind wir in letzter Konsequenz einfach dazu da, um das Leben auf dieser Erde in vollen Zügen auskosten und genießen zu können?

Wir wissen es nicht? Eben.

HERBST

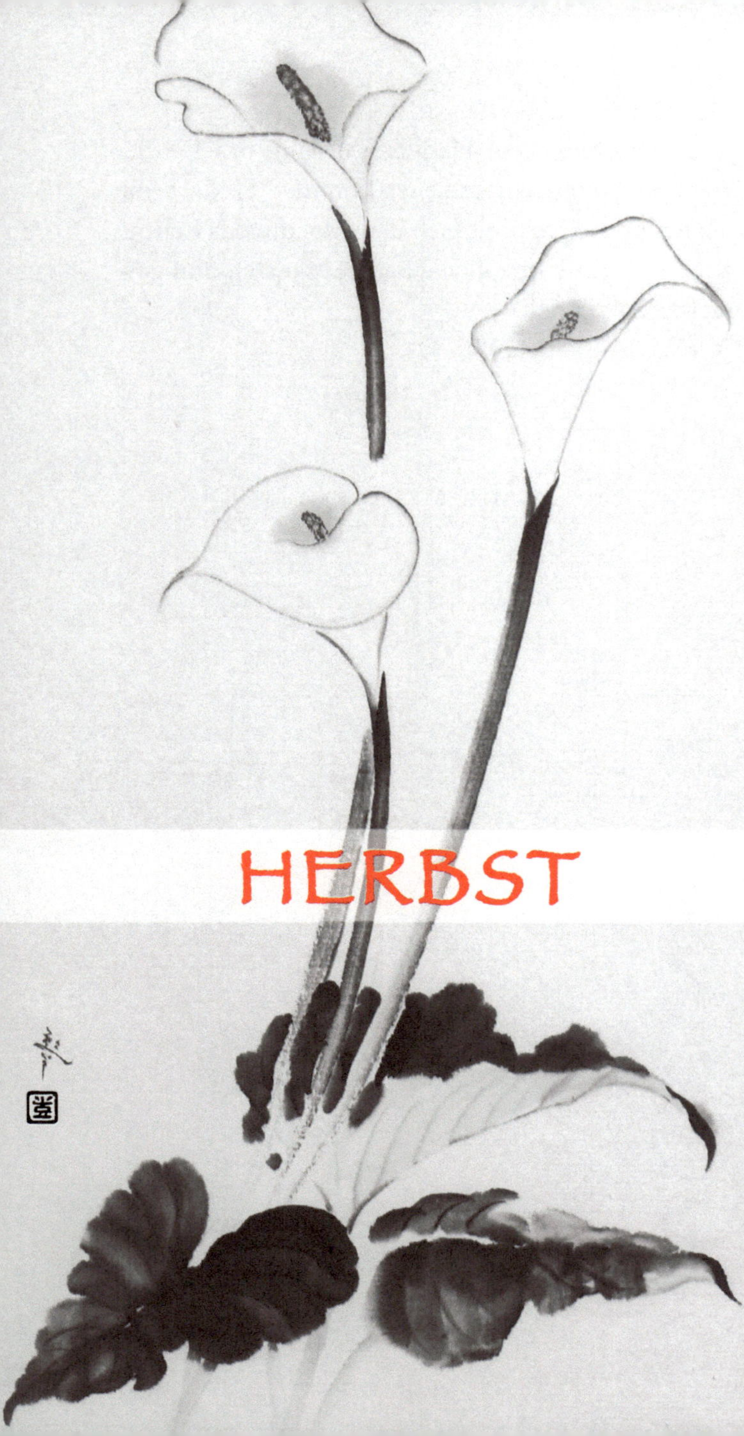

»A little bit« oder Die Kunst der Reduktion

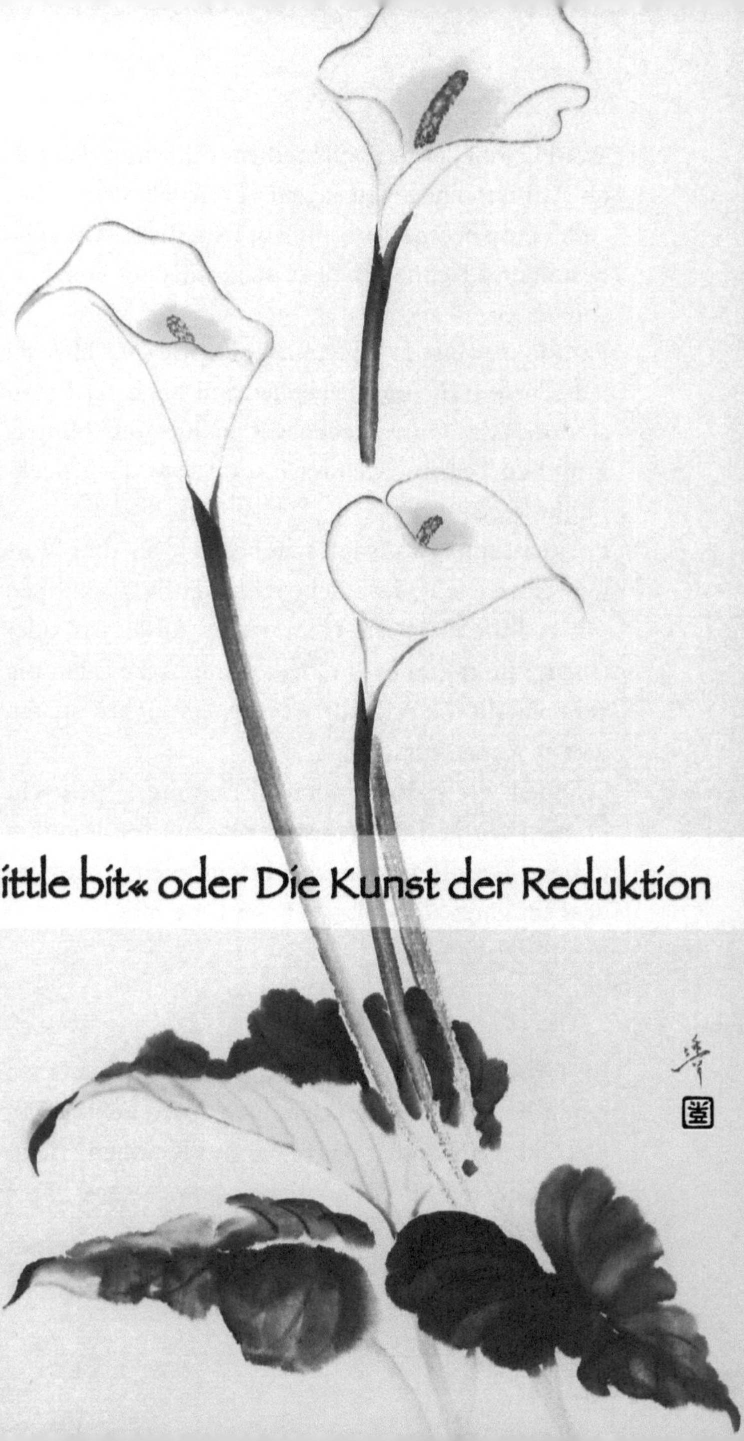

Wer Hiroshi Nozaki beschreiben soll, wird mit größter Wahrscheinlichkeit sagen: »Er urteilt nicht.«
Alle Leute beschreiben ihn so. Es scheint sein ganz besonderes Kennzeichen zu sein, nie über eine Person ein Urteil zu fällen.
Paradoxerweise fällt genauso auf, wie sehr Hiroshi jede Person, die ihm begegnet, mit höchster Präzision erfasst. Ohne Lebensgeschichte und Hintergrund zu kennen, weiß er intuitiv, wo der Knackpunkt liegt.
Falls er dann etwas sagt, tut er es in zwei, drei Worten, ganz leicht, fast nebenbei, häufig zusammen mit »a little bit« – ein klein wenig. An diesem oder jenem Punkt gibt es ein klein wenig Arbeit. Häufig versteht die betreffende Person erst Jahre später, was er gemeint hat.
Schauen wir Hiroshi über die Schulter! Vielleicht können wir ja diese Kunst der Reduktion von ihm lernen, diese Präzision und Leichtigkeit … zumindest ein ganz klein bisschen, »a little bit«.

Im Grunde genommen ist es die Kunst, die einen guten Vater ausmacht oder einen guten Lehrer. Mit viel Glück haben wir das in unserer Kindheit erlebt: ein Vater, der uns erfasst, der unsere Qualitäten

erkennt, unseren Wert sieht, unsere Schwächen akzeptiert und dank dem wir in unserem eigenen Tempo das Beste aus uns herausholen.
Vermutlich haben nur wenige von uns das so erlebt. Dann bleibt uns eine unerklärliche Sehnsucht nach etwas, was wir noch nicht einmal genau benennen können. Eine Leere. Ein Grundgefühl von Trauer, aus dem wir nie so richtig rauskommen und das wir vielleicht mit materiellen Gütern oder auch mit Spiritualität zudecken, damit wir es nicht so sehr spüren.
Voilà, dann haben wir hier in Hiroshis Sprachgebrauch ein »Programm«. Denn eine Schwierigkeit ist ja immer der Hinweis, dass wir an diesem Punkt einen Schatz ausgraben können: »problem-program«.
Wir sehnen uns danach, wahrgenommen und respektiert zu werden? Dann können wir mit einer solchen Ausgangslage besonders gut darin werden, uns selbst und andere zu erfassen, wertzuschätzen und zu fördern. Mit großer Präzision, mit unendlich viel Leichtigkeit, Zeit und Raum.

Unendlich viel Zeit und Raum! Das sind Dimensionen des Himmels. Und genau so lässt sich am besten beschreiben, wie Hiroshis Sichtweise wirkt: wie aus einer Perspektive des Himmels.

Wir haben eine Prüfung nicht bestanden? Spielt denn das in irgendeiner Weise eine Rolle, aus der Sicht des Himmels gesehen?

Unser Geschäft hat wenig Erfolg? Na und? Hätten wir eine Perspektive von ganz oben, wüssten wir vermutlich, dass es uns guttut, uns genau an diesem Punkt abzustrampeln. Auf der Erde sehen wir nicht über unsere Nasenspitze hinaus und wissen es deshalb nicht.

Stellen wir uns immer mal wieder eine Sicht von oben auf das Treiben der Erde vor. Wir können dabei ganz kindliche Bilder zu Hilfe nehmen oder poetische, verspielte, witzige. Wir können auch unsere Schutzengel auf dem Kleiderschrank Karten spielen lassen, im Wissen, dass sie uns im äußersten Notfall unter die Arme greifen.

Dann nähern wir uns dieser Haltung. »Anything is okay«, sagt der japanische Meister, »alles ist gut für uns.« Kein Erfolg, ein kleiner Erfolg, ein mittlerer Erfolg, ein großer Erfolg. Alles ist gut und auch schon wieder Programm. Wie sollten wir denn umfassend urteilen können, wo wir doch nur wenige Jahre, wenige Kilometer der Unendlichkeit überblicken?

Genauso wie diese Sicht von oben brauchen wir das präzise Wahrnehmen aller Details und Schattierungen aus nächster Nähe. Nicht etwa Gleichgültigkeit für das Leben auf der Erde angesichts der Dimensionen des Himmels ist gefragt, sondern höchstmögliche Präzision. Das ist die Kunst.

»Unser Leben auf der Erde ist auch sehr wichtig«, drückt Hiroshi diese Haltung mit einfachen Worten aus. Wir sollten die Realität nicht überfliegen, wenn das Leben schmerzlich ist, wir sollten uns nicht auf das Jenseits vertrösten oder in Fatalismus verharren:

»Unser Leben auf der Erde ist auch sehr wichtig.«

Wir schauen ganz genau hin. Wir fühlen unsere Trauer. Wir spüren unsere Sehnsucht. Wir tun das alles und lassen dann wieder los. Wir erinnern uns daran, dass es größere Dimensionen gibt, die wir manchmal erahnen. Vielleicht hilft es uns, wenn wir uns spielerisch fragen, was für eine Absicht hinter einer Schwierigkeit stecken könnte, im Rahmen eines großen Schauspiels, zu was für einer Qualität sie uns führen könnte.

So können wir zwischen einer Sicht von oben und einer präzisen Wahrnehmung aus großer Nähe hin-

und herpendeln. Wir lassen uns auf die Vorstellung ein, dass es so etwas wie einen Himmel gibt, und kommen wieder ganz im Leben auf der Erde an. Hin und her. Hin und her. Hin und her. Hin und her.
Das Mittel dazu ist der Atem. Wir wissen das vermutlich. Und wir können nie genug üben, tief und bewusst zu atmen.
Einatmen, ausatmen. Durch den Atem können wir uns mit Dimensionen verbinden, die über Raum und Zeit hinausgehen. Wir bleiben einen Moment da, dann vergessen wir das Paradies wieder. Wir lassen jede Vorstellung los, wie das Leben sein sollte, wenn es perfekt wäre. Wir akzeptieren, was ist, ohne Werturteil. Mit dem Einatmen haben wir Zugang zu einer Dimension, die unsere Vorstellungskraft sprengt. Mit dem Ausatmen wenden wir uns all den Details zu, die diese Dimension repräsentieren.
Hin und her. Hin und her. Wir denken nicht dabei. Wir nehmen einfach unseren Atem wahr.

Die Luft des Himmels einatmen. Was genau ist dieser Himmel? Hiroshi Nozaki schlägt uns keine dogmatischen Diskussionen vor, auch keine esoterischen. Er lehrt uns einfach »deep breathing« – tief

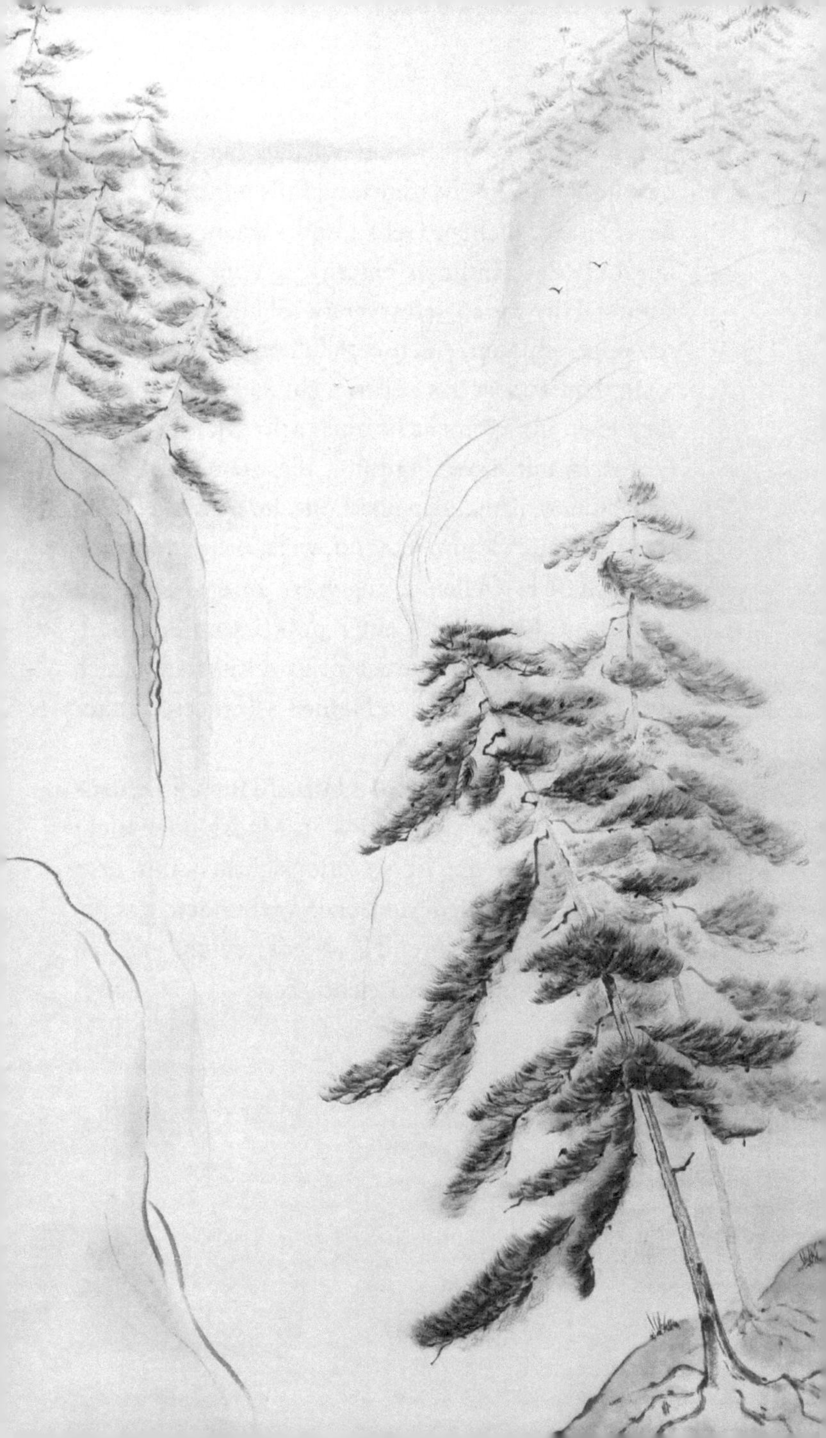

atmen. Immer und immer wieder. Bei jeder Körperübung. Bei der Meditation, falls wir meditieren. Beim Sitzen, Stehen, Gehen und Liegen.
Die Luft des Himmels einatmen. Vom »Himmel« spricht Hiroshi so selbstverständlich wie vom Essen oder Schlafen. Auch vom Leben nach dem Tod. »Mit dem Tod ist das Leben nicht zu Ende. Und unser Leben im Moment ist auch sehr wichtig.«
Er tut es mit einer Haltung, die niemanden ausschließt und niemanden überfährt. Interessanterweise fragt sich auch kaum jemand, welcher Religionsgemeinschaft er vielleicht angehört. Interessiert? Hiroshi Nozaki ist Sohn einer praktizierenden Buddhistin und eines Shintoisten. In Assisi ließ er sich später zusätzlich auf den Namen »Francesco« taufen.
Viel wichtiger ist dabei: Mit Hiroshi fühlen sich alle wohl, wo immer sie religiös zu Hause oder nicht zu Hause sind. Er ist so offensichtlich mit dem Himmel und mit den Menschen verbunden, das berührt, öffnet, lädt ein und lässt jeden seinen eigenen Weg gehen, mit großer Leichtigkeit.

Atemübungen

- Beim Einatmen leiten wir den Atem langsam vom Steißbein aus die Wirbelsäule entlang in den Kopf hinauf. Am obersten Scheitelpunkt halten wir ein paar Sekunden lang die Luft an. Dann atmen wir Gesicht und Vorderkörper entlang langsam nach unten aus. Beim Damm warten wir ein paar Sekunden, bevor wir wieder mit dem Einatmen beginnen und unseren Atem die Wirbelsäule entlang in die Höhe leiten. Wir wiederholen den Kreislauf mehrmals hintereinander. Was ist schwieriger: Einatmen oder Ausatmen? An welchen Stellen ist das langsame Atmen am schwierigsten? Halten wir die Atempausen aus? Wahrnehmen, trainieren.
- Wir legen eine Hand auf den Bauch, mit dem Daumen der anderen Hand halten wir einen Nasenflügel zu, Zeige- und Mittelfinger liegen auf der Stirn. Einatmen – ein paar Sekunden die Luft anhalten – ausatmen – wieder die Luft anhalten.
  Dann halten wir mit dem Ringfinger den anderen Nasenflügel zu und öffnen den ersten wieder. Einatmen – Luft anhalten – ausatmen – Luft anhalten. Mehrmals im Wechsel praktizieren.
- Wo immer wir sind und was wir tun: Wir können immer wieder ein paar Atemzüge lang bewusst auf unseren Atem achten. »Deep breathing« –

tief atmen. Wir können uns daran erinnern, dass wir uns über den Atem mit der Luft des Himmels verbinden und gleichzeitig ganz im Körper zu Hause sind. Anschließend vergessen wir diesen Gedanken wieder und achten auf nichts Weiteres als auf unseren Atem.

Mit tiefer Atmung können wir viele körperliche Beschwerden verbessern. Hiroshi zeigt es immer wieder, zum Beispiel bei einer bestimmten Art von Kopfschmerzen. Wir können mit der einen Hand die Schmerzzone am Kopf halten und die andere Hand rechts unter die Brust legen, dort wo sich die Leber befindet. Dann atmen wir langsam und tief in die Leber, 10 oder auch 20 Minuten lang. Das hilft besonders dann sehr gut, wenn wir linksseitige Kopfschmerzen haben. Gut möglich, dass sie verschwinden!

Weitere Atemübungen

- Wir können unser Atemsystem stärken, indem wir mit unseren Daumen die Nasenflügel massieren. Wir fahren mit schnellen Bewegungen auf und ab, auf und ab, täglich 200-mal.

- Wir legen uns auf den Rücken und halten mit je einem Finger die vier Punkte oberhalb, unterhalb, links und rechts vom Bauchnabel, etwa 2 Zentimeter vom Nabel entfernt. Wir atmen tief und langsam, während wir die Punkte halten. Wir spüren, wie unsere Bauchdecke sich hebt und senkt.

Vielleicht kennen wir viele andere Atemübungen. »Wonderful!«, würde Hiroshi Nozaki sagen und möglicherweise das eine oder andere von uns übernehmen. Er macht kein Aufhebens von dem, was er lehrt. Er lehrt nur, was er auch selbst praktiziert, und er traut jedem und jeder zu, zu lernen und zu lehren. Wichtig ist nur: Die Übungen, die uns guttun, sollten wir täglich machen.

Das gilt auch für die Meditation. Vielleicht haben wir keinen Zugang dazu, vielleicht ziehen wir das Gebet oder Spaziergänge in der Natur vor, vielleicht praktizieren wir Meditation auf unsere eigene Art, allein oder in Gemeinschaft. Eine mögliche Form ist diese:

Meditation

Wir sitzen auf dem Boden, im Yoga- oder Schneidersitz, vielleicht mit einem Kissen unter dem Gesäß. Der Rücken ist gerade, die Schultern sind entspannt. Das Kinn ist leicht zum Kehlkopf gezogen. Wir können uns vorstellen, dass uns ein unsichtbarer Faden mit dem Himmel verbindet – von dem Punkt aus, den wir finden, wenn wir die Ohrspitzen bis zum Scheitel verlängern.

Wir atmen tief und langsam. Die Hände liegen im Schoß. Die Augen sind geschlossen oder auch halb offen, sodass wir das Licht im Raum noch wahrnehmen können.

Einatmen, ausatmen. Die Gedanken, die kommen, weiterziehen lassen. Einfach 5 Minuten lang tief atmen – das reicht schon.

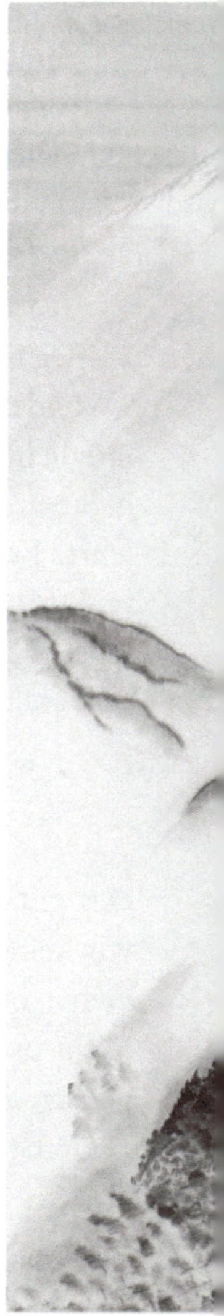

Für Hiroshi Nozaki ist der Begriff »Meditation« sehr weit gefasst. Meditation meint einen leeren Kopf, eine entspannte Körperhaltung und die Konzentration auf den Atem. Das kann auch lie-

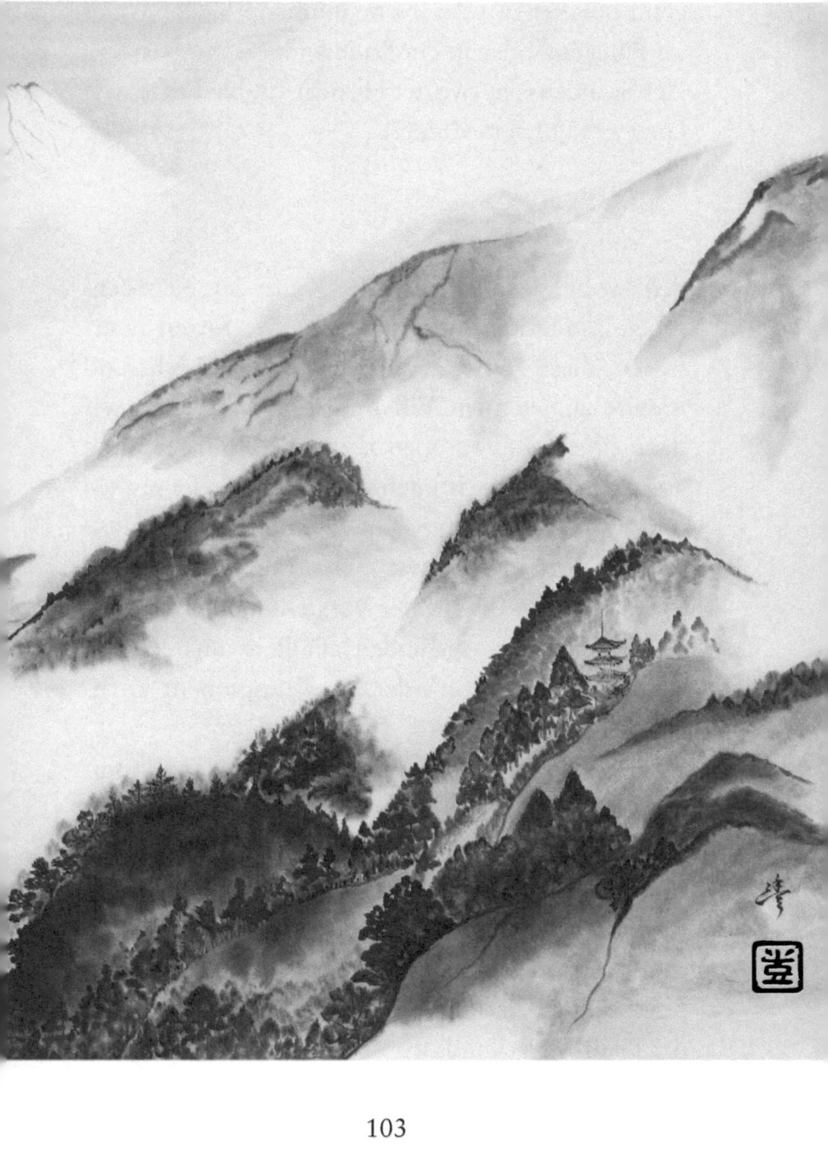

gend geschehen oder beim Blumenpflücken, oder im Flugzeug oder in der Badewanne.
»24 Stunden«, antwortet Hiroshi auf die Frage, wie lange er täglich meditiere.

Wir wollen von Hiroshi die Kunst lernen, Menschen und Situationen ganz ohne Werturteil zu erfassen, diese Kunst der Reduktion, die leicht und präzise zugleich ist. Wir haben gesehen, dass wir dazu eine Sicht von oben sowie die Wahrnehmung aus nächster Nähe brauchen. Es geht wieder um *yin* und *yang*, die beiden Seiten einer Medaille.
Welche Seite müssen wir mehr trainieren: Gelingt es uns schlecht, uns in der Vorstellung mit der Luft des Himmels zu verbinden? Fällt es uns schwer, Wertschätzung, Lob oder ein Kompliment anzunehmen?
Oder haben wir eher Mühe damit, die Unvollkommenheit des Lebens auf der Erde zu akzeptieren? Können wir unser ständiges Besserwissen und Kritisieren einfach nicht lassen?
Damit wir sehen, was im Moment besonders wichtig ist für uns, zeigt uns Hiroshi Nozaki zwei Testpunkte am Körper: Den »memory point« (Punkt der Erinnerung) und den »forget point« (Punkt des

Vergessens). Welcher ist schmerzhafter, wenn wir ihn drücken? Da gibt es etwas für uns zu tun!

»Punkt der Erinnerung« und »Punkt des Vergessens«

Die Punkte befinden sich am äußeren und am inneren Ende der Ellbogenfalte. Um sie zu finden, beugen wir unseren Ellbogen in einem Winkel von 90 Grad. Genau am Ende der Ellbogenfalte auf der Armoberseite liegt der »memory point« (für Insider: der Akupunkturpunkt »Dickdarm 11«). Wir drücken ihn fest mit dem Daumen der anderen Hand. Schmerzhaft?

Am Ende der Ellbogenfalte auf der Arminnenseite hingegen finden wir den »forget point« (kein klassischer Akupunkturpunkt, vielmehr liegt er zwischen »Dünndarm 8« und »Herz 3«). Schmerzt dieser Punkt bei festem Druck mit dem Daumen weniger oder mehr als der Erinnerungspunkt?

Wenn Hiroshi Nozaki im Rahmen einer Akupunkturbehandlung diese Punkte testet, kann es sein, dass er zu der vor ihm liegenden Person sagt: »Aaah! Vergessen ist wichtiger als erinnern!« Er sagt es ganz leicht, es wirkt sowohl wissend wie staunend und er fügt kein weiteres Wort hinzu. In den »forget point« steckt er eine Akupunkturnadel und lässt sie etwa zehn Minuten drin. Oder natürlich umgekehrt, falls der »memory point« mehr schmerzt.

Wir können das selbst tun! Ohne Nadel und doch so, dass wir unser Körperwissen ins Bewusstsein bringen. Erst die Punkte testen. Welcher reagiert empfindlicher auf Druck? Dann den Impuls wirken lassen. »Okay, okay … erinnern ist wichtig für mich!« Den Punkt eine Weile halten. Erinnern … was nur soll das im Moment konkret bedeuten? Nicht nachdenken! Wirken lassen. Zehn Minuten mit der offenen Frage liegen bleiben. Schauen, was kommt, vielleicht jetzt, vielleicht Stunden später oder im Verlauf der nächsten Tage.

Hiroshi Nozaki zeigt uns die beiden Punkte, ohne zu erklären, was mit »Erinnerung« gemeint sein könnte. Ob wir uns an den Auftrag erinnern sollen, den unsere Seele im Himmel gefasst hat – wenn wir ein solches Weltbild haben? Oder an Zeiten in unserem Leben, in denen wir mit Gott und der Welt im Reinen waren? An Momente des Glücks, der Liebe? An Einsichten, die für uns wegweisend wa-

ren? An Dinge, die wir uns selbst und anderen Leuten versprochen haben? An Erfahrungen, die unserem Leben Sinn und Wert verleihen? Oder vielleicht auch einfach an Vokabeln, die wir gebüffelt, Gedichte, die wir auswendig gelernt haben?
Ebenso wenig sagt uns Hiroshi, was »Vergessen« meinen könnte. Ob es um Vorstellungen geht, an die wir uns klammern, oder um überhöhte Ansprüche von Perfektion? Um jahrzehntealten Ramsch, den wir noch immer in unserer Wohnung anhäufen, um Kleider, die wir schon lange nicht mehr tragen? Oder vielleicht um familiäre Altlasten, die über Generationen in uns wirken? Um frühkindliche Erfahrungen, die uns dazu führen, die Welt aus einer ganz bestimmten Perspektive zu betrachten und anderes auszublenden? Um Traumata, die uns über Jahrzehnte konditionieren?
Viele Verletzungen und Lasten können wir nicht einfach so vergessen, auf die Schnelle. Wir brauchen Jahre oder Jahrzehnte, und vielleicht brauchen wir auch therapeutische Hilfe. Es kann hilfreich sein, wenn wir zusätzlich zu aller therapeutischen Arbeit immer wieder den »forget point« halten und, falls er schmerzt, mit dem Daumen oder einem Finger stimulieren und den Schmerz aushalten. Leicht und ohne Druck lassen wir die Frage wirken, was »Vergessen« für uns bedeuten könnte.

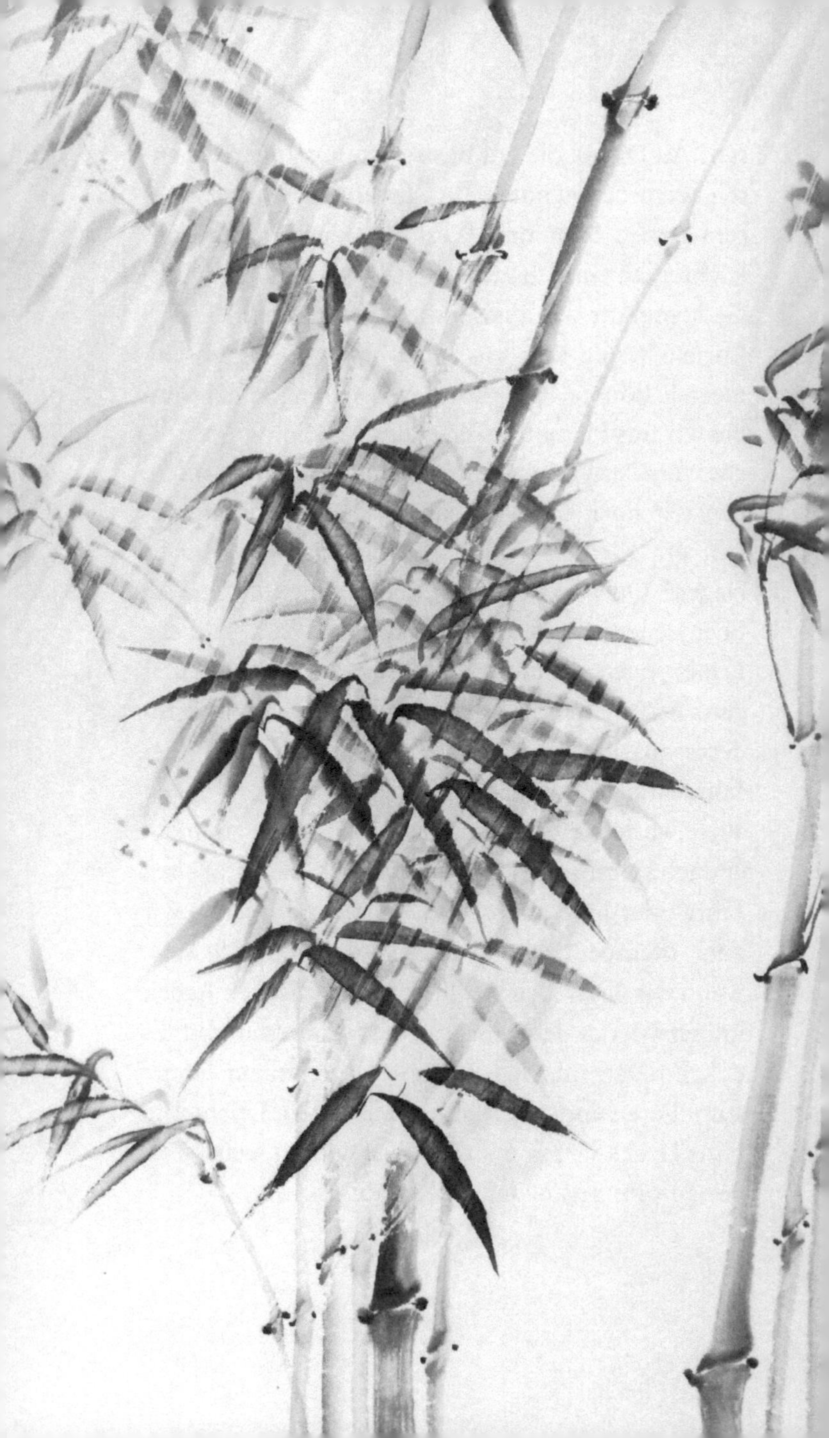

Diese Arbeit unterstützt uns auf einer umfassenden Ebene und gibt uns mehr Leichtigkeit im Umgang mit uns selbst. Der »forget point«, sagt Hiroshi, ist Krebs- und Rheumaprävention. Er ist ganz besonders angezeigt, wenn wir dazu neigen, uns in einem schlechten Licht zu sehen.

Und vergessen wir das Essen nicht!
Wir stehen im Herbst, der Zeit der absinkenden Kräfte. Die Blätter, die erst noch in Gelb- und Rottönen leuchteten, fallen zu Boden, die Bäume zeigen uns ihre zuvor verdeckte Struktur.
Die bevorzugten Farben für die Nahrungsmittel im Herbst und am Abend sind Grau und Weiß wie der Nebel. Der Reis, der als Beilage in jede Jahreszeit passt, hat im Herbst seinen besonderen Platz, und wir können ihn nach dem bereits gelernten Rezept zu den folgenden Gerichten servieren. Die Geschmacksrichtung, die jetzt ergänzend zu den bisherigen zum Zug kommt, ist scharf.

Blumenkohl mit Wasabi-Dressing

½ Blumenkohl

2 ½ EL Shoyu (Sojasauce)

1 TL Wasabi-Pulver oder 2 TL Wasabi-Paste

Blumenkohl in Röschen zerteilen, in Salzwasser knackig kochen, abgießen und kurz unter kaltem Wasser abkühlen, gut abtropfen lassen. Für das Dressing Shoyu und Wasabi verrühren, kurz vor dem Essen sorgfältig mit dem Blumenkohl vermischen (geht am besten durch Schütteln in einer Schüssel mit Deckel).

Wasabi nennt man in Japan den grünen Meerrettich. Er wird in kleinen Mengen verwendet, schmeckt scharf und ist in Pulverform oder als Paste in Tuben erhältlich in gewissen Naturkostläden und in Läden mit japanischen Lebensmitteln.

Kalter Tofu

2 EL hauchdünn geschnittene Lauchringe

300 g Seidentofu

2 TL frisch geriebener Ingwer

2 bis 3 EL Sojasauce

Lauchringe 10 Minuten in kaltes Wasser geben, abtropfen lassen. Tofu abtropfen lassen und mit Haushaltspapier trocken tupfen, vierteln und sorgfältig auf vier kleine Schalen verteilen. Lauchringe und geriebenen Ingwer in vier Portionen teilen und auf dem Tofu anrichten. Mit Sojasauce besprenkeln.

Tofu wird aus Sojabohnen hergestellt. In Asien und zunehmend auch in Europa ist er ein wichtiger Eiweißlieferant, reich an Aminosäuren und Mineralstoffen, vor allem Kalzium. Er bietet unglaublich vielfältige Anwendungsmöglichkeiten. Der Seidentofu hat eine weiche, puddingartige Konsistenz und wird kalt oder nur kurz erwärmt gegessen, z. B. als Suppeneinlage. Der festere Tofu ist geeignet zum Braten, Frittieren, zum Kombinieren mit Gemüse oder zerdrückt als Grundlage für Dips, Tofuburger und Brotaufstriche.

Halten wir noch einmal fest: Hiroshi Nozaki urteilt nicht. Er scheint die Dinge in einem größeren Zusammenhang zu sehen oder jedenfalls daran festzuhalten, dass es einen größeren Zusammenhang gibt. Ein klein bisschen wollen wir diese Haltung von ihm lernen, »a little bit«, einfach deshalb, weil sie so wohltuend ist. Wir begegnen den Menschen um uns herum mit Respekt, Diskretion, Witz und Leichtigkeit. Schon befinden wir uns in großen, weiten Räumen, in denen wir uns wohlfühlen! In

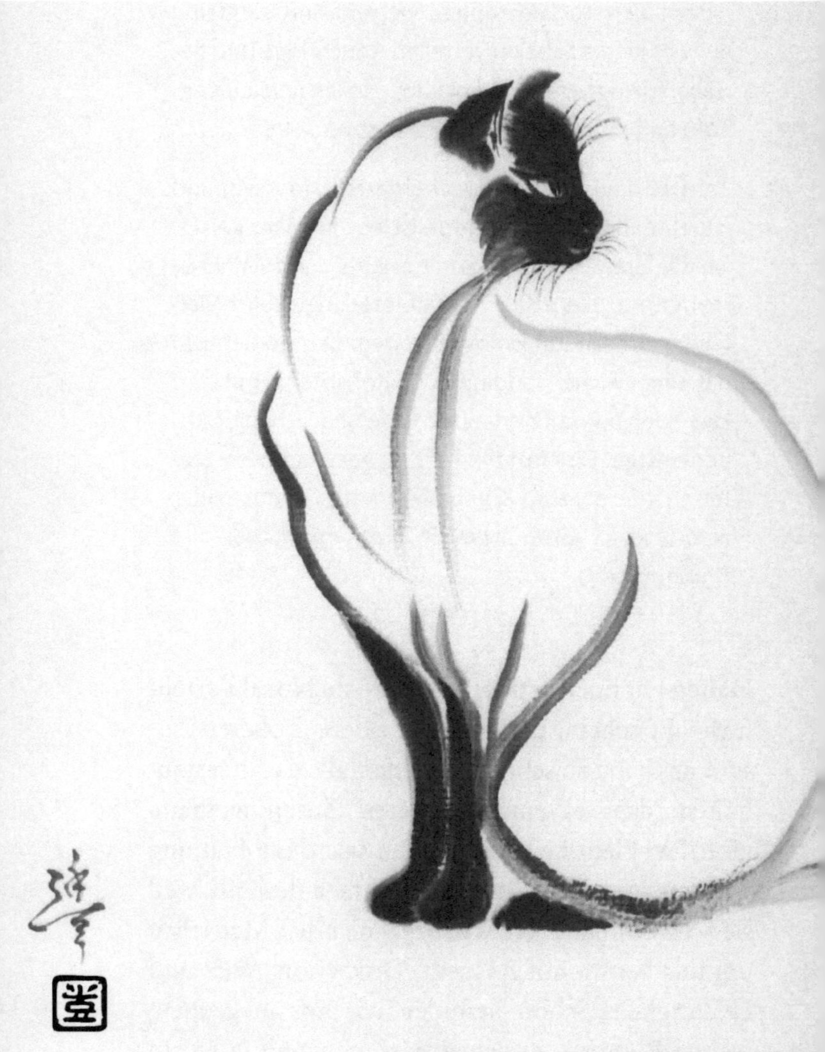

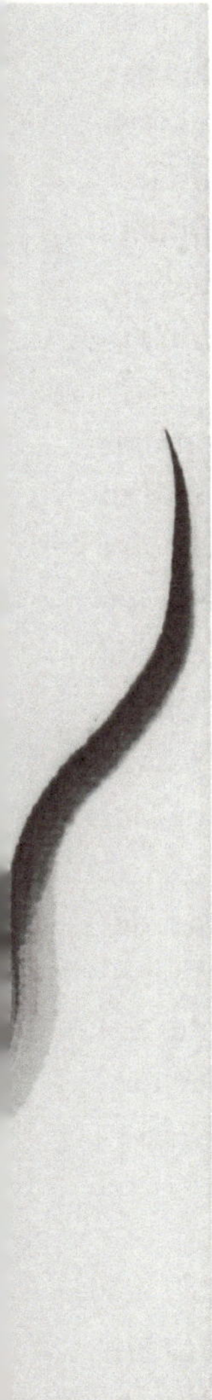

einem Königsschloss! Das Herumflicken an Details ist hier wirklich nicht unsere Angelegenheit. In den königlichen Gemächern wird für alles gesorgt.

So viel zur Leichtigkeit und Weite, zur Sicht von oben. Wie können wir andererseits die präzise Sicht aus der Nähe lernen, die Genauigkeit in der Wahrnehmung? Das haarscharfe Erfassen, worum es geht? Denn erst in der Kombination von beiden Sichtweisen liegt die Kunst der Reduktion, wie wir gesehen haben. Erst wenn wir zwischen beiden Sichtweisen hin- und herpendeln, kommen wir zum treffenden Urteil, das so ganz und gar nichts mit Verurteilen zu tun hat. Erst dann erhalten wir den Blick eines guten Vaters oder Lehrers, der das Gegenüber groß macht, nicht klein, weil er hinter den Schwierigkeiten und Fassaden das Potenzial sieht.

Wie also kommen wir zu haarscharfer Präzision?

Hiroshi beantwortet die Frage insofern, als er in seinen Kursen und Seminaren mehr als alles andere die sinnliche Wahrnehmung schult. Das Instinktwissen, das mit genauem Sehen zu tun hat, mit Tasten, Schmecken, Riechen, Hören, sodass wir uns für eine bessere Urteilsfähigkeit nicht auf Geistesblitze und Genialität verlassen müssen, sondern einmal mehr üben können. Training der Sinne!

Wer sich bei Hiroshi Nozaki zur Shiatsu-Therapeutin, zum Shiatsu-Therapeuten ausbilden lässt, macht jahrelang nicht viel anderes, als unterschiedliche Körper ganz präzis anzuschauen und zu ertasten. Erklärungen gibt es kaum. Immer wieder fühlen sich die Studierenden im Regen stehen gelassen und fragen sich, was sie hier denn eigentlich lernen. So ungewohnt ist diese fernöstliche Unterrichtsweise. Bis sie dann früher oder später dazu übergehen, der eigenen Intuition zu vertrauen – auf der Basis der sinnlichen Wahrnehmung.

Wir können damit beginnen, die Schublade der sinnlichen Wahrnehmung in unserem Leben immer wieder gezielt zu öffnen. Einen Spaziergang des Sehens einschalten. Eine Stunde des Hörens. Bewusstes Riechen und Schmecken. Und ganz viel Massage!

Um unseren Tastsinn zu schulen, empfiehlt uns Hiroshi das tägliche Training der Hände.

Training der Hände

- Wir reiben die Handflächen aneinander, schnell und stark, und spüren dabei die Wärme.
- Ganz langsam lösen wir jetzt die Handflächen voneinander. Wie weit können wir sie auseinanderbewegen, um die Wärme zwischen ihnen noch zu spüren?
- Wir reiben die Handflächen noch einmal aneinander und bewegen sie dann mehrmals langsam auseinander und wieder zusammen. Wir können mit der Wärme zwischen den Händen auch spielen wie mit einem Ball.
- Wir massieren sorgfältig unsere Hände: innen, außen und jeden einzelnen Finger.
- Wir halten die Fingerkuppen aufeinander, Daumenkuppe auf Daumenkuppe, Zeigefingerspitze auf Zeigefingerspitze etc. Alle Finger sind entspannt und leicht gerundet.
- Jetzt lösen wir die Daumen voneinander und drehen in einer Kreisbewegung den einen über den anderen, ohne dass sie sich berühren. Wir kreisen etwa 20-mal und wechseln dann die Richtung. Die anderen Fingerkuppen bleiben aufeinander.
- Anschließend sind die Zeigefinger an der Reihe, dann die Mittelfinger, die Ringfinger, die kleinen Finger. Mit welchen Fingern ist es am schwierigsten? Mit diesen machen wir die Übung am längsten.

- In der Hosen- oder Jackentasche tragen wir beidseitig zwei kleine Steine mit uns. Wenn wir unterwegs sind, reiben wir sie immer wieder aneinander ..., bis sie glatt und glänzend werden!

Beginnen wir, unseren Sinnen zu vertrauen.

Wir können uns auf die Nase verlassen, wie das Katzen und Hunde tun. Vertrauen wir uns, wenn wir eine Person nicht riechen können oder wenn uns der Geruch einer Person betört!

Vergessen wir, was wir gelernt haben, über uns oder über andere zu denken. Vergessen wir, wie etwas sein sollte. Vertrauen wir ganz und gar der Nase, den Händen, der Haut. Das ist die eine Seite der Medaille, das Vergessen.

Genauso wichtig ist die andere Seite, die Erinnerung: Wir treten wieder in den königlichen Saal ein, in die Gemächer der Weite und Leichtigkeit. Wir begegnen uns mit allem Respekt der Welt, weil glücklicherweise nicht wir es sind, die hier die Übersicht über das ganze Geschehen haben.

Wir bewegen uns hin und her, hin und her, hin und her.

Unseren Instinkten vertrauen wir genauso wie der Intuition eines größeren Ganzen. Hin und her.

Gut möglich, dass wir dann aus dem Rucksack des Meisters diese seltene Kunst lernen: zum Wesentlichen in einem Menschen vorzustoßen und das Wesentliche unter unserem Blick erglänzen zu lassen. Zumindest in Ansätzen, »a little bit«.

WINTER

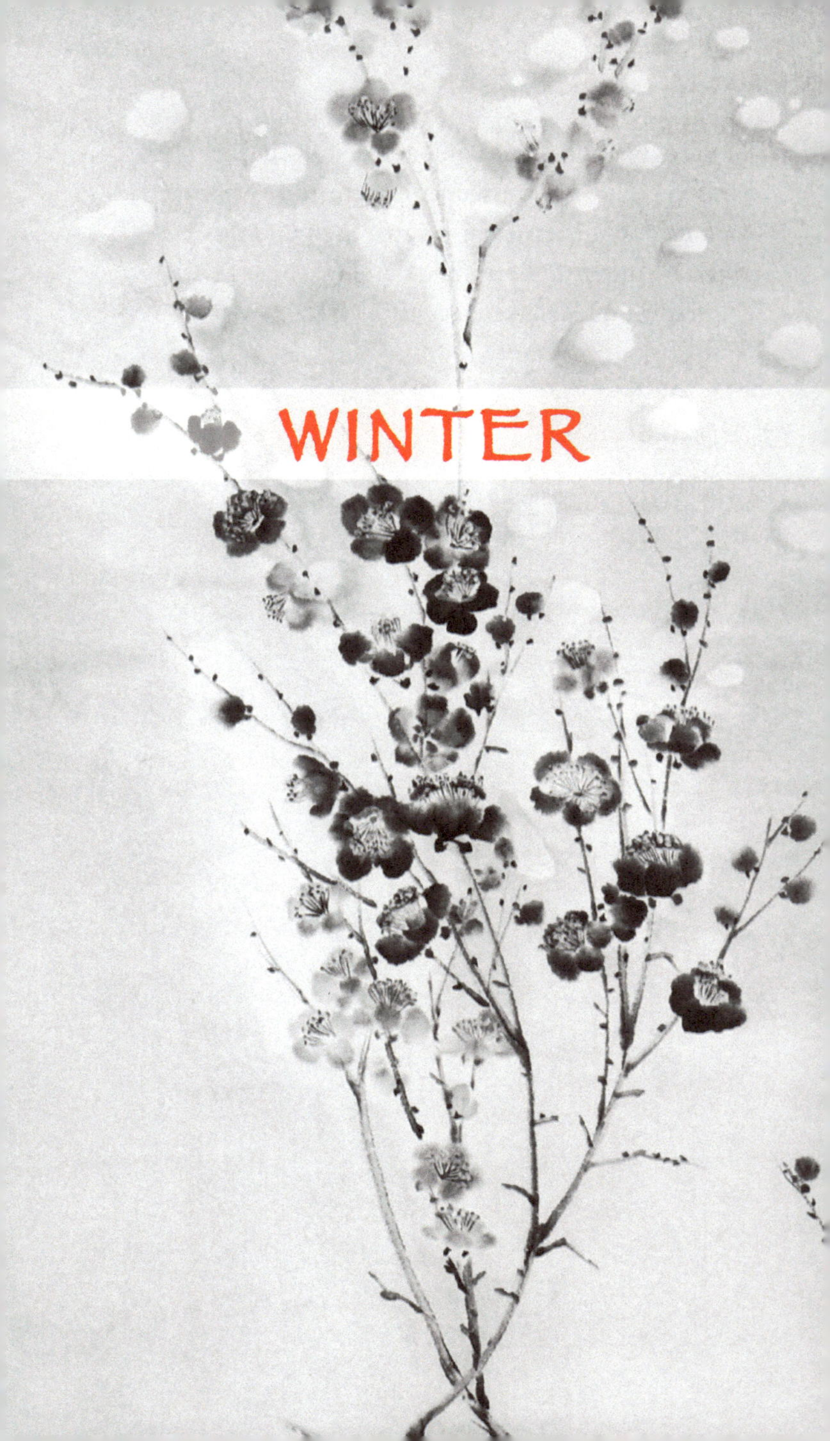

»Just trust!« oder Pflaumenblüten im Schnee

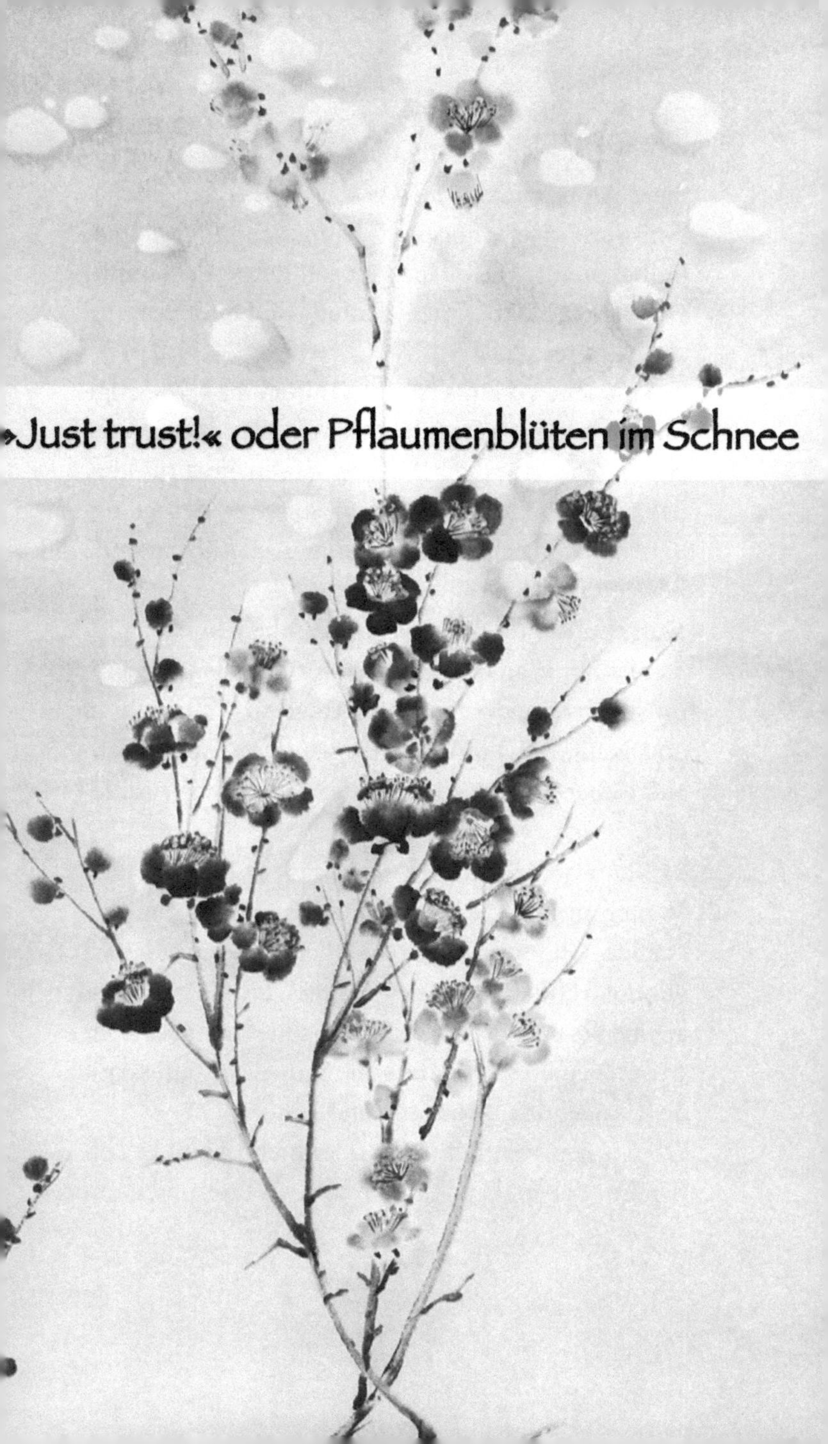

Das Winterbild von Toyoko Reymond zeigt Pflaumenblüten im Schnee. Wie die japanische Tuschekünstlerin den Schnee auf dem geschöpften Papier hinbekommt, bleibt ihr gut gehütetes Geheimnis. Die asiatische Pflaume jedenfalls blüht dann, wenn es am kältesten ist.

Für manche von uns ist der Winter eine schwierige Jahreszeit. Gut möglich, dass wir alles andere vorziehen: das ständige Weiterwachsen im Frühling, das explosive Verströmen im Sommer, den gemäßigten Ausgleich im Spätsommer, die absinkende Bewegung des Herbstes.

Nun der Winter. Kälte, brrr! Dunkelheit, womöglich Isolation in den eigenen vier Wänden, die Herausforderung der langen Festtage an Weihnachten und Neujahr. Die Angst, dass unsere Kräfte nicht ausreichen für die Monate der Kälte und Dunkelheit.

Es kann natürlich auch sein, dass wir gerade den Winter mögen, die klirrende Kälte und die dunklen Nächte, Glühwein und Kerzenlicht. Vielleicht lieben wir die fröhliche Seite des Winters, die Weihnachtsgeschenke und das Austoben in Schnee und Eis. Oder wir mögen vor allem die stille Seite des Winters mit dem Angebot zu Rückzug und Erholung.

Ob wir den Winter mögen oder nicht: Dunkle Zeiten im Leben kennen wir alle, Winterzeiten im übertragenen Sinn. Von solchen vor allem handelt das letzte Kapitel. Wir kennen vielleicht das innere Erstarren vor Situationen, die uns Angst machen, oder die drohende Erschöpfung, weil wir nie gelernt haben, das Angebot des Winters zum Wirken ganz ohne unser Zutun anzunehmen.

»Just trust!«, könnte die Zusammenfassung dessen lauten, was der Meister in seinem Rucksack für die Wintertage für uns bereithält: »Es genügt, Vertrauen zu haben.« Mehr als mit Worten sagt er es uns mit seinem Lebensweg.

Dass der Winter uns vor die Aufgabe stellt, sparsam mit unseren Kräften umzugehen, ist eine Binsenwahrheit. Wir überhören sie. Erstens, weil sie uns schon hundertmal geraten wurde, und zweitens, weil wir meist keine Möglichkeit sehen, ihr nachzuleben. Es gibt keine Winterstundenpläne, Winterarbeitsstrukturen und Winterschlafzeiten. Im Gegenteil: In vielen Berufen wird uns in der Zeit vor Jahresende noch mehr als sonst abverlangt.

Nun ist es ja auch nicht so, dass Hiroshi Nozaki sich schonen würde. Bis zum Alter von 76 Jahren arbeitet er vier bis fünf Tage pro Woche mit Pa-

tientinnen und Patienten. An den Wochenenden unterrichtet er häufig. An manchen Abenden leitet er Übungs- und Meditationsgruppen, dann wieder hat er Intensivwochen mit Studierenden.
Sich zu schonen, ist demnach nicht Hiroshis Weg. Vielmehr scheint er es zu verstehen, genau das zu tun, was ihm wichtig ist, nicht mehr und nicht weniger, und so seine Kräfte zu bewahren. Versuchen wir ihm auf die Spur zu kommen. Vergessen wir nicht, dass wir von ihm schon gelernt haben, mit den Füßen zu denken. Da lag der Trick im zyklischen Wechsel von Arbeit und Erholung, bei dem wir kurz vor den Extremen wenden und dadurch frisch und ausgeruht bleiben. Jetzt, im Winter, geht es um die Konzentration.

Hiroshis Arbeit wirkt wie ein Gongschlag oder wie ein Stein, der ins Wasser geworfen wird. Eine einzige Bewegung löst eine Vielzahl konzentrischer Kreise aus. Der Aufwand ist klein, die Wirkung enorm.
Schauen wir noch einmal sein ungewöhnliches Leben an. Ohne mehr Fremdsprachenkenntnisse als ein paar Brocken Englisch praktiziert und unterrichtet er jahrzehntelang in Ländern, in denen Deutsch,

Französisch und Italienisch gesprochen wird. Er geht einfach seinen Weg und tut, was ihm wichtig ist. Ohne Angst davor, den Anforderungen der Zeit nicht zu genügen.

Natürlich versteht er sich nicht auf Werbung, Marketing, Positionspapiere, Situationsanalysen, Websites, Grafik und Design. Er vertraut auf das, was er kann, und um ihn herum entsteht eine professionell geführte Schule für Shiatsu, die japanische Massagekunst auf der Grundlage der alten chinesischen Medizin. Schülerinnen von ihm nehmen in die Hand, was Hiroshi nicht selbst tut. Es funktioniert. Ebenso praktiziert er an vielen Orten als Shiatsu-Meister und Akupunkteur und überall gibt es Leute, die sich um Dinge wie behördliche Bewilligungen, Krankenkassenanerkennung und Steuererklärung kümmern.

Alles ohne einheitliche Strukturen, ohne Manager oder gar eine abhängige Anhängerschaft! Hiroshi lebt an verschiedenen Orten mit verschiedenen Leuten, die zum Teil gar nicht voneinander wissen. Er konzentriert sich auf sein eigenes, unkonventionelles Leben, und wo er für die Erfüllung seiner Aufgabe Hilfe braucht, erhält er sie. Es funktioniert.

Von Hiroshi können wir lernen, uns ganz und gar auf unseren Weg zu konzentrieren und dabei von außen die Unterstützung zu erhalten, die wir brauchen – ohne Machtausübung und Manipulation. Wie Hiroshi können wir erleben, dass viele Dinge ganz ohne unser Eingreifen geschehen, besser als wir selbst sie zu tun vermögen, besser als wir sie hätten planen können.

Es genügt, unserer inneren Absicht zu vertrauen und ganz einfach unsere Schritte zu tun. Wir konzentrieren uns auf das, was uns wichtig ist, nicht mehr und nicht weniger. Wir gehen mit unseren Ressourcen weise um, lassen unsere Talente weder ungenutzt, noch führen wir uns durch ständige Überhitzung ins Burn-out. So können wir bis ins Alter kraftvoll sein!

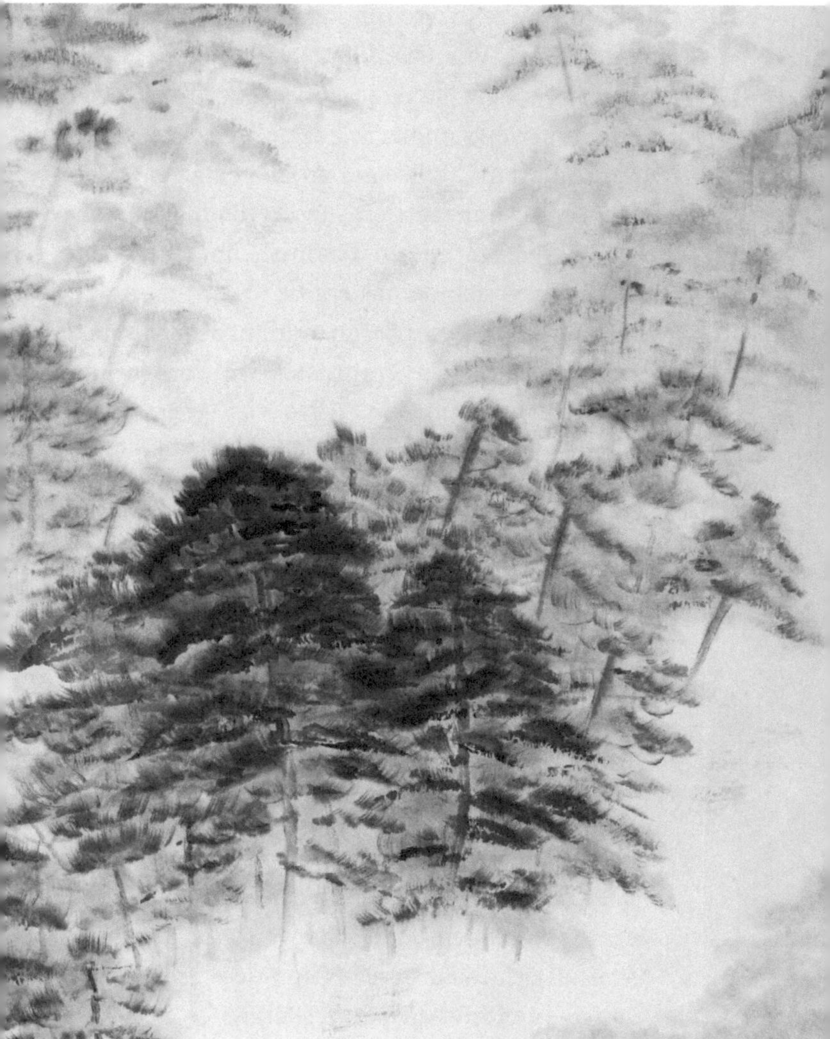

Vielleicht erleben wir dann sogar, wie Unmögliches möglich wird, Pflaumenblüten im Schnee. Nicht, weil wir Unmögliches täten, sondern weil das Leben so ist, immer und immer wieder. Vielleicht können wir uns selbst als Teile eines großen Ganzen sehen, einzig darauf konzentriert, unsere Bahnen zu ziehen, wie die Sterne am Himmel, immer wieder staunend, was sich daraus ergibt.

Wir ahnen: Für dieses Staunen lohnt es sich, auch schwierige Durchgänge anzusteuern, dunkle und kalte Zeiten auszuhalten. Allzu viel Angst brauchen wir nicht zu haben. Mit dem schnellen Griff zu Antidepressiva verhindern wir die tiefen Erlebnisse von Dunkelheit und neuem Licht und machen unser Leben flach.

Konzentrieren wir uns einfach auf unseren Weg. Schauen wir, was passiert.

Den Körper bürsten

Speziell für das Winterhalbjahr empfiehlt uns Hiroshi, täglich unseren Körper zu bürsten. Damit schützen wir uns wirksam vor Erkältungen.

Mit einer kleinen Bürste aus Naturfasern behandeln wir mit festen Strichen unseren Rücken (so weit wir das schaffen), die Armaußenseiten und den Nacken.

Wenn wir eine Wohnpartnerin oder einen Wohnpartner haben, holen wir uns für den Rücken vielleicht manchmal Hilfe. Die Haut soll sich röten. Anschließend duschen wir warm oder noch besser mit den Wechselduschen, die wir uns im Sommer angewöhnt haben. Wir kuscheln uns ins weiche Badetuch und reiben uns schließlich mit einer feinen Körperlotion ein.

Auch der Haartrockner ist für Hiroshi ein gutes Mittel, um uns aufzuwärmen. Immer wieder eine Woche lang täglich den Intimbereich föhnen hilft bei Hämorrhoiden.

Für eine wärmende Ernährung ziehen wir im Winter gekochte Nahrungsmittel vor. Eine besonders wärmende Wirkung gelingt uns, wenn wir unser Essen bei kleiner Hitze lange kochen und anschließend gut und langsam kauen.
Der Winter ist die Zeit der Wurzeln und Knollen unter der Erde, auch der Kerne und Nüsse, die im Herbst auf den Boden gefallen sind, sowie der Nahrungsmittel aus dem Wasser. Wir essen Fische und Meeresfrüchte, wenn wir sie mögen. Die japanische Küche schlägt uns außerdem Algen vor.

Die Farbe für den Winter und den späteren Abend ist Schwarz wie der Nachthimmel oder das dunkle Meer, der Geschmack etwas salzig. Vielleicht mögen wir am Abend hin und wieder eine leicht salzige Brühe mit verquirltem Ei oder nachts ein paar Oliven.

Falls wir uns intensiver mit dem »Kochen nach den fünf Elementen« befassen wollen, beginnen wir, darauf zu achten, bei unserer Ernährung täglich oder sogar bei jedem Gericht alle fünf Geschmacksrichtungen zu berücksichtigen – sauer, bitter, süß, scharf und salzig.

Und … Überraschung! Die Rezepte, die in diesem Buch zusammengestellt sind, können wir auch alle gleichzeitig verwenden und damit ein gediegenes Festmahl bei Kerzenlicht kreieren, das uns und unsere Freunde in kalten Winterzeiten umfassend wärmt. Alle Rezepte sind – je nachdem, wie wir sie kombinieren – für 4 bis 6 Personen bestimmt.

Hijiki-Algen mit Karotten, Zwiebeln und Tofu

50 g Hijiki-Algen (Trockengewicht)
2 Blatt Aburage (frittierter Tofu), nach Belieben
1 bis 2 Karotten
1 bis 2 Zwiebeln
2 EL Sesamöl
1 TL Sesamsamen
50 ml Dashi (japanische Brühe)
1 EL Zucker, vorzugsweise Rohrohrzucker
1 EL Mirin (süßer japanischer Kochwein)
2 EL Sake (japanischer Reiswein)
4 EL Sojasauce, vorzugsweise japanische

Hijiki 20 Minuten in kaltem oder lauwarmem Wasser einweichen, abgießen.

Aburage in einem Sieb mit kochendem Wasser übergießen, um überschüssiges Fett zu entfernen, sorgfältig ausdrücken und in Streifen schneiden.

Karotten in streichholzgroße Stäbchen, Zwiebeln in dünne Spalten schneiden.

Sesamöl in einer Pfanne erhitzen, Sesamsamen, Karotten und Zwiebeln eine Minute andämpfen, dann Hijiki und Aburage zugeben, eine weitere Minute mitdämpfen. Mit Dashi ablöschen, aufkochen lassen, dann Zucker, Mirin, Sake und Sojasauce beigeben.

Zugedeckt etwa 5 Minuten bei kleiner Hitze köcheln, bis Hijiki und Gemüse gar und nicht zu weich sind und die Flüssigkeit fast verdampft ist.

Hijiki ist eine Meerespflanze aus Japan, sehr nährstoffreich (Kalzium, Vitamine und andere Mineralstoffe), getrocknet erhältlich in Naturkost- und Japanläden. Hijiki unterstützt die Nierenfunktion und ist durch den hohen Gehalt an Mineralstoffen auch ein Schönheitsmittel.

Sesam ist ein vorzüglicher Kalziumlieferant und dadurch gut für den Knochenaufbau.

Aburage, frittierter Tofu, ist in Asienläden tiefgekühlt oder in der Dose erhältlich, in gewissen Naturkostläden dickere Scheiben auch in Plastik eingeschweißt.

Dashi, japanische Brühe, ist erhältlich als Granulat in speziel-

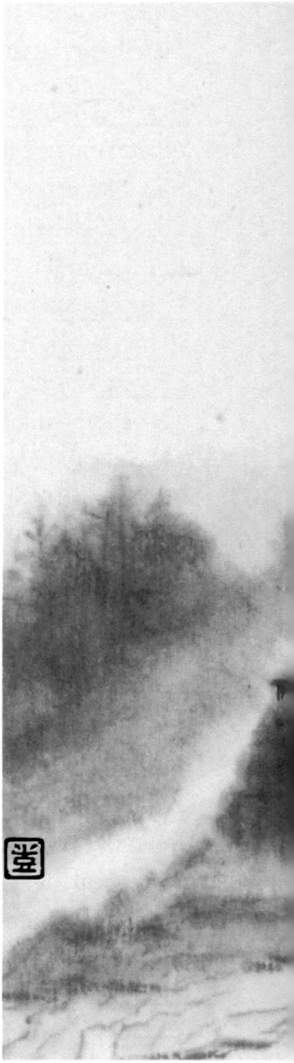

len Naturkostläden und in Läden mit japanischen Nahrungsmitteln.

Von Hiroshi lernen wir, weise mit unseren Kräften umzugehen, damit wir gut durch den Winter und alle schwierigen Zeiten des Lebens kommen. Wir lernen, uns ganz auf unseren eigenen Weg zu konzentrieren, ohne Nervosität und Hektik. Auch ohne die lähmende Angst, die uns noch nicht mal erste Schritte gehen lässt.
Dazu brauchen wir Vertrauen: »Just trust!«
Wir können zwei unterschiedliche Aspekte darin sehen, eine mehr aktive und eine eher passive Seite von Vertrauen, *yang* und *yin*. Erst das Zusammenspiel beider Seiten macht die Medaille aus:

- Wir brauchen einerseits Vertrauen in uns selbst, in unsere Handlungsfähigkeit. Dass wir das schaffen, was uns wichtig ist im Leben. Dass wir alles haben, um Frau oder Mann zu sein, unseren Beruf auszuüben, vielleicht Eltern zu sein.
- Ebenso brauchen wir Vertrauen ins Geschehenlassen, in die Ruhepausen, in die Menschen um uns herum und in die Kräfte des Lebens. Dass sie für uns wirken, wie das die Natur unter der Schneedecke tut.

Können wir Vertrauen lernen? Auch dann, wenn wir uns immer wieder verraten oder im Stich gelassen fühlen, wenn wir uns als kleine Kinder angewöhnt haben, angesichts einer allzu bedrohlichen Welt im Eismeer zu erstarren? Oder wenn wir unsere Angst durch eine Rund-um-die-Uhr-Kontrolle und pausenlose Aktivität verdrängen?

»Problem-program«, hören wir Hiroshi sagen. Ohne vorschnelle Ratschläge, die wir ohnehin nicht hören wollen. Einfach durch seine Haltung, wie er mit wissendem Optimismus auf das Leben schaut und allen, ausnahmslos allen zutraut, ihren Weg zu gehen.

Mit einem kleinen Rucksack jahrzehntelang durch einen fremden Kontinent ziehen, dem inneren Auftrag folgen und dabei Schritt für Schritt die nötige Unterstützung erhalten – das ist wohl eher höhere Schule. Denken wir. Gut möglich, dass Hiroshi es anders sähe, vielleicht lachend sagt: »Wenn ich es kann, könnt ihr es auch!« Nämlich die ruhige Konzentration auf unseren ganz persönlichen Weg.

Schauen wir uns die beiden Seiten der Medaille näher an.

Fehlt es uns an Vertrauen in uns selbst? Haben wir

ein Diplom und trauen uns doch nicht zu, damit zu arbeiten? Sind wir verliebt und wagen es nicht, einen ersten kleinen Schritt zu tun? Fallen wir immer wieder in Erstarrung und Blockade? Fürchten wir ständig das Schlimmste? Dann hilft es uns, wenn wir uns vor einer Angst machenden Situation unsere innere Absicht klarmachen und an diesem Anker Halt finden. Wir geben uns damit das nötige Licht und die innere Wärme, die wir brauchen, um handlungsfähig zu sein.

Konzentration auf die Absicht

Wir suchen nach einem präzisen Satz, der unsere Absicht ausdrückt, zum Beispiel: »Ich bleibe da.« – »Ich brauche diese Lebenserfahrung.« – »Ich will einen Schritt weiterkommen.« Oder auch: »Ich entscheide über den Zeitpunkt.« – »Ich vertraue meinen Einsichten.«

Wir finden den Satz, der unsere Absicht auf den Punkt bringt! Wir können ihn im stillen Kämmerlein laut aussprechen und anschließend noch einmal ändern, wenn sich irgendwo im Körper ein Druck- oder Engegefühl bemerkbar macht, oder wenn sich die Stimme gepresst anhört und die Kehle sich zuschnürt. Sobald wir den Satz haben, mit dem wir uns kraftvoll und entspannt fühlen, halten wir an ihm fest und gehen mit ihm durch die schwierige

Situation … mit der Konzentration eines Samurai oder eines Tennisspielers beim Match. Wie Roger Federer!
Wir sprechen den Satz nicht aus. Wir setzen einfach mit unserer Haltung den Akzent und schauen, was passiert. Wenn wir schon ein bisschen trainiert sind, erleben wir, dass unsere Haltung verstanden wird und auf die Resonanz stößt, die wir brauchen. Wenn uns eine Situation ganz besonders blockiert, gelingt es nicht das erste Mal. Wir bleiben dran und üben.

Alles ohne Druck. Wir brauchen die Zeit, die wir brauchen. Mehr und mehr wird es uns gelingen, die schönen Seiten des Lebens auch für uns in Anspruch zu nehmen, die Angebote, die bis dahin keine Gültigkeit für uns hatten, weil wir aus Angst draußen in der Einsamkeit blieben.
Wir stehen zu unseren tiefen inneren Bildern von Glück und Erfüllung, zu unserem Anspruch auf Erfolg in den für uns wichtigen Lebensbereichen. Wir entdecken die fröhliche Seite des Winters! Wir wagen eine Silvesterparty, wir laden die Leute ein, die wir einladen möchten, wir nehmen eine Einladung an, wir gehen rodeln und fahren Ski.

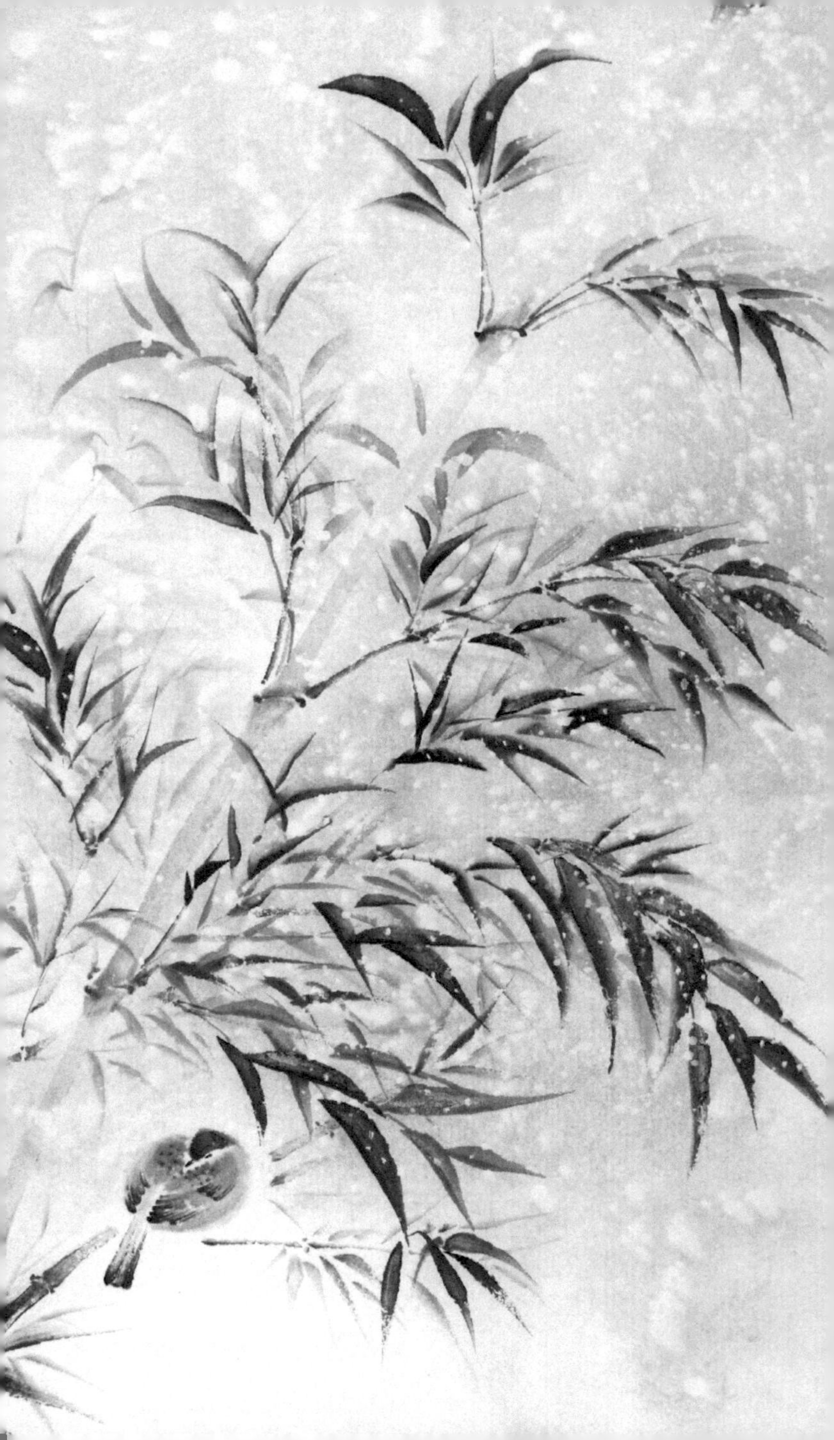

Oder gehören wir vielleicht eher zu den Menschen, die nur den eigenen Kräften vertrauen und nicht den anderen Menschen und dem Fluss des Lebens? Verhalten wir uns so, als ob das Leben ein endloses Tennismatch wäre, das 80 Jahre lang Nonstop-Präsenz auf höchstem Niveau von uns abverlangt? Dann trainieren wir das Geschehenlassen, die andere Seite der Medaille. Winterarbeit im klassischen Sinn!

Konzentration auf die Ruhepausen

Vergessen wir die uns eigene Dringlichkeit, mit der wir immer sofort alle Fragen klären, alle Fäden in der Hand behalten wollen. Beschließen wir, ein Telefonat erst in drei Tagen zu machen. Überschlafen wir eine begonnene Arbeit. Öffnen wir unsere Mailbox nur noch dreimal täglich, einmal täglich. Lassen wir die Dinge ruhen und wirken.

Schwierig!!!
Durchziehen.

Wir können uns einen täglichen Spaziergang am Fluss vorschreiben. Vielleicht entdecken wir die Entspannung in der Badewanne oder im türkischen Hamam. Wir haben unseren Akzent gesetzt, einen ersten Schritt getan. Jetzt konzentrieren wir uns auf die Ruhe

und das Wirken ohne unser Zutun. Blockaden und Zeiten des Nichtweiterwissens halten wir aus und decken sie nicht mit Geschäftigkeit zu. Wir bleiben da und tun nichts anderes, als die Ruhezeiten anzunehmen und wirken zu lassen. Sie sind wesentlicher Bestandteil der Arbeit. Durch sie geschieht mehr als durch unsere pausenlose Wachsamkeit.
So entsteht die Musik, die wir komponieren wollen, wächst das Projekt, um das es uns geht im Leben. So erhalten wir die Einsichten, die uns im Geschäft weiterführen.
Erstaunt werden wir außerdem feststellen, dass uns die Handlungsfähigkeit im Sekundenbruchteil wieder zur Verfügung steht, sobald wir sie brauchen. Der Rest ist Entspannung und hält uns jung.

Wir genießen die stille Seite des Winters! Wir staunen, was passiert.

Wir erfahren die große Kraft, die im Zusammenspiel von wacher Absicht und ruhigem Geschehenlassen liegt. Unter dem Begriff »wu wei« (handeln, ohne zu handeln) ist diese Haltung aus dem Fernen Osten auch bei uns im Westen da und dort bekannt geworden. Wir setzen unseren Akzent und lassen ihn wirken. Wir werden ruhig und gelassen, unsere Hektik und unsere Ängste wandeln sich in eine dem Leben zugewandte Offenheit.

Wir verlieren keine Energie mehr mit der Frage, ob wir dem Leben und seinen Aufgaben gewachsen sind. Wir verlieren auch keine Energie mehr damit, andere zu kontrollieren oder manipulieren zu wollen. Wir vermeiden das Zuviel an Sitzungen, E-Mails und Papieren, das uns dazu führt, immer beschäftigt zu sein und doch nichts zu tun.

An erster Stelle steht die Konzentration auf die Absicht! Das andere ist sekundär und ergibt sich als Konsequenz. Vertrauen wir uns, dass wir im richtigen Moment zu handeln wissen, und vertrauen wir dem Fluss des Lebens.

Eine solche Haltung hilft uns in kleinen Alltagsdingen genauso wie bei großen Herzenswünschen.

Wir brauchen Weihnachtsgeschenke für Patenkinder, Partner und Schwiegereltern? Es kann sein, dass wir in Stress und Hektik gar nichts finden. Auf die schönsten Geschenke stoßen wir womöglich dann, wenn wir in Ruhe unseren Bummel durch die Stadt genießen.

Wir wünschen uns seit Jahren ein Kind und werden nicht schwanger? Halten wir an unserer Absicht unbedingt fest. Es geht nicht darum, unseren Wunsch zu vergessen und draußen in der Kälte zu bleiben, wenn Lebensglück für uns mit einer Familie und Kindern verbunden ist. Es geht auch nicht um Torschlusspanik und Machbarkeitswahn. Konzentrieren wir uns auf unsere Absicht und konzentrieren wir uns in Ruhe auf unseren eigenen Weg! Wir werden ein Kind bekommen. Vielleicht in einem anderen, weiteren Sinn, den wir erst später entdecken, und vielleicht auch ganz real.

Es wird Zeiten im Leben geben, die schwierig bleiben, winterliche Durchgänge, bei denen wir kein Ende der Dunkelheit sehen und auch keine Pflaumenblüten im Schnee erahnen. Vielleicht kann uns noch einmal ein Blick auf die Haltung des Meisters weiterhelfen.

Hiroshi hat im Winter eine schwache und eine schalkhafte Seite. Er findet die Zeit der langen Festtage schwierig, er ist froh, irgendwo Anschluss bei Freunden zu haben. Er mag die Kälte nicht. Wer ihn näher kennt, weiß das. Er macht sich und den andern nichts vor. Und das gilt auch sonst für seine schwierigen und dunklen Seiten. Er weiß um seinen Schatten und lebt mit ihm.

Gleichzeitig kennt er viele kleine Tricks, um Kältezeiten erträglich zu machen. »Das ist ein Weihnachtsgeschenk für euch«, kann er in einem Kurs sagen, wenn er etwas Wichtiges und Überraschendes lehrt. Findet ein Seminar im Dezember statt, taucht er nach der Pause als »Santa Claus« im roten Kapuzenkleid auf und verteilt an seine Schülerinnen und Schüler kleine Geschenke. Jedes Jahr! Ein Ritual, das ihm selbst und allen Beteiligten viel Spaß macht.

Uns und den anderen nichts vormachen! Das Image der Strahlefrau oder des makellosen Vorbilds vergessen. Winterzeiten im Leben sind schwierig und wir stehen dazu. Wir sind schwach und wir sind bereit, durch die Kälte und Dunkelheit zu gehen. Wir haben Vertrauen in die Richtigkeit unseres Weges: »Just trust!«
Wir sind dankbar für Unterstützung. Weil wir dazu stehen, strahlen wir nicht diese uferlose Bedürftigkeit aus, die von andern für eigene Zwecke missbraucht wird. Wir sind schwach und stark zugleich. Mit dieser Haltung stoßen wir auf Wärme, Solidarität und Verständnis. Wir sind eingehüllt in einen warmen Schal!
Gleichzeitig der Schalk. Kleine Geschenke, mit Witz ausgewählt, mit Augenzwinkern. Kleine Tricks, die schwierige Zeiten erträglich machen. Der Kinobesuch zur rechten Zeit, das Stöbern in der Buchhand-

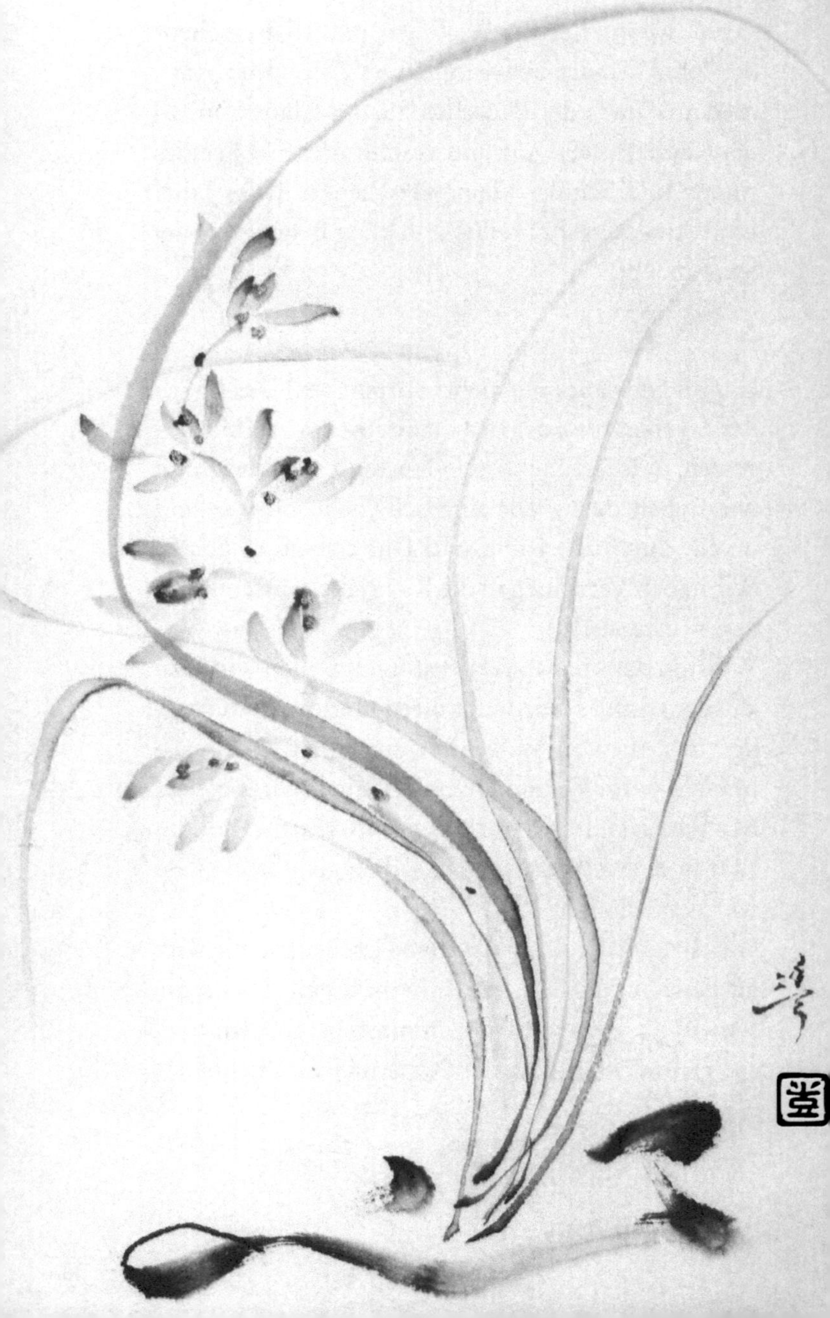

lung, ein ausgiebiges Gelächter mit Freunden … alles, von dem wir anschließend sagen: »Ach, hat das gutgetan!«

Der Weg führt durch die Tiefe hindurch. Wir gehen ihn, wir hüllen uns dabei warm ein und unser Mantel oder Schal kann durchaus ein witzig-verspieltes Design und fröhliche Farben haben. Das hält wach und jung.

Wenn wir dann einen wichtigen Durchgang geschafft, eine lange Kältezeit durchgehalten haben und vielleicht auch Pflaumenblüten im Schnee finden: Dann geht der Weg einfach weiter! Mit etwas mehr wissender Gelassenheit vielleicht und in Verbundenheit mit allen, die mit uns unterwegs sind.

Was Hiroshi Nozaki uns lehrt, hält uns jung, ob wir nun 30, 50, 70 oder 90 Jahre alt sind. Jung in der Beweglichkeit, jung in der Ausstrahlung, jung in unserer Fähigkeit zu Wandel und Neubeginn.

»Mit dieser Übung werdet ihr 100 Jahre alt«, sagt Hiroshi hin und wieder. Auch wenn wir täglich drei Mandeln essen, werden wir 100 Jahre alt. Beim täglichen Klopfen auf den »Dreimeilenpunkt« (vgl. 3. Kapitel) erreichen wir sogar 200 Jahre.

Hiroshi selbst ist auch im Alter jung geblieben. Beweglich, leicht und voller Witz und Charme – und mit einem Gesicht, das Türen zu anderen Welten öffnet.

»Mit dem Tod ist das Leben nicht zu Ende. Der Tod ist neues Leben.
Unser Leben im Moment ist auch sehr wichtig.
Was uns schlecht erscheint, ist nicht schlimm. Es ist Training, Programm.
Es geht einfach um das Jetzt. Wir müssen uns nicht zu viele Sorgen machen.«

So fasst Hiroshi mit seinen eigenen Worten seine Botschaft zusammen – etwas erstaunt darüber, dass wir ihn nach etwas fragen, das doch auf der Hand liegt.

Was Hiroshi uns lehrt, macht uns außerdem schön – mit der uns eigenen Ausstrahlung, unserem eigenen Gesicht und unserem eigenen Körper. Und es erhält uns gesund. Auch wenn wir eine Krankheit oder eine Behinderung als unser persönliches »Programm« haben.
Was Hiroshi uns lehrt, ist einfach. Sehr einfach.
Erinnern wir uns daran, wenn wir uns auf unserer Suche nach einem gesunden Leben zu sehr in Theo-

rien, Tabellen und Details verlieren. Was wichtig ist, hat in einem ganz kleinen Rucksack Platz. Halten wir es noch einmal fest:

- Genügend Schlaf
- Gesundes und abwechslungsreiches Essen – immer ein bisschen weniger, als wir möchten
- Bewegung. Ein kleines Übungsprogramm, das wir uns zusammenstellen, und bei dem nur eines zählt: Täglich trainieren!
- Und schließlich: Massage, Berührung, Körperkontakt

Die konkreten Anwendungsmöglichkeiten sind so vielfältig wie das Leben. Wir können sie mit unseren eigenen Voraussetzungen frei entfalten.
Der Kern bleibt einfach und klar.

Der Meister Hiroshi Nozaki

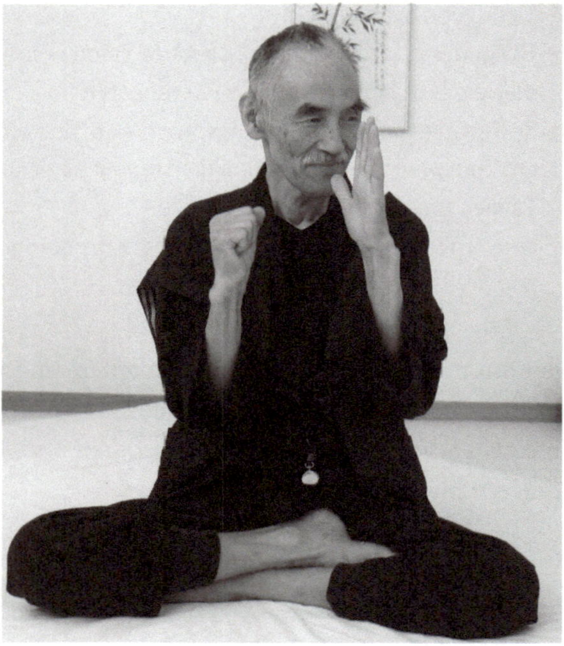

© Inge Jetzer

Hiroshi Nozaki wird am 28. Januar 1929 in Sapporo auf der japanischen Nordinsel Hokkaido geboren. Er ist das jüngste von acht Kindern. Sein Vater, zuerst Dorfschullehrer, erblindet, als Hiroshi wenige Jahre alt ist, und macht von da an die von

Vorfahren und Verwandten erlernten Kenntnisse als Akupunkteur und Naturheilpraktiker zum Hauptberuf. Es reicht knapp zum Leben.

Nach seiner vom Krieg unterbrochenen Schulzeit studiert Hiroshi in Tokio Rechtswissenschaften und arbeitet als Werkstudent. Er schließt sein Studium mit dem Diplom ab, heiratet und wird Vater einer Tochter. Als er die Diagnose Darmkrebs erhält und viermal operiert wird, sprechen ihm die Ärzte noch eine Lebenserwartung von wenigen Jahren zu.

Jetzt erinnert sich Hiroshi an die Künste seines Vaters. Er lässt sich von ihm behandeln, stellt seine Ernährungsgewohnheiten um, fühlt sich wieder kräftig und gesund und beschließt, Akupunktur und die japanische Therapieform Shiatsu zu lernen. Jahrelang studiert er bei verschiedenen Meistern und baut parallel dazu seine eigene Lehrtätigkeit auf.

Als Begleiter einer Gruppe von behinderten Menschen reist er mit 43 Jahren nach Paris, kehrt ein Jahr später wieder dorthin zurück, fährt dann nach Italien, arbeitet mit Patienten und hat Schülerinnen und Schüler. Zwei, drei Jahre pendelt er zwischen Japan und Europa hin und her, bis er sich schließlich ganz für die Tätigkeit im Westen entscheidet.

Wieder zehn Jahre später reist er von Italien aus häufig in die Schweiz, wo er schon bald in allen Sprachregionen Schüler, Patienten und eine Matte zum Schlafen hat. Um ihn herum entsteht die »Ko Schule für Shiatsu« in Zürich, Lugano und Genf, die von seinen Schülerinnen professionell geführt wird und zur Berufsausübung in Shiatsu befähigt, der japanischen Massagekunst auf der Grundlage der alten chinesischen Medizin.

Unabhängig davon entstehen an anderen Orten Praxisgemeinschaften und weitere Arbeitsgruppen mit Hiroshi Nozaki. Dass der Shiatsu-Meister in der Schweiz noch einmal eine Ehe eingeht, hält ihn nicht davon ab, immer weiterzuziehen. Mit seinem kleinen Rucksack reist er im Zug von Ort zu Ort, um mit seinen Freunden in Kontakt zu sein, zu lehren, zu üben und das Leben zu feiern. »Mit Hiroshi in Berührung zu sein, tut gut«, sagen alle, die ihn kennen.

Bis fast zu seinem 77. Geburtstag ist Hiroshi mit seinem Rucksack unterwegs. Dann machen ihn eine Lungenentzündung und anhaltende Schwäche sesshaft. Er erholt sich im Sommer noch einmal (aus dieser Zeit stammt unser Foto), wird wieder krank und stirbt am 26. Oktober 2006 in einem Pflegeheim in der Nähe von Bern.

Hiroshi ist ein unkonventioneller Mensch, ein freier Mensch, ein Meister voller Wärme, Herzlichkeit und Leichtigkeit. Wir sind ihm dankbar für die Einsichten aus seinem Rucksack, die im Leben viel bewirken.

Die Autorin

Maria Eisele, Jahrgang 1956, studierte in Basel Germanistik und Italienisch und arbeitete in Zürich als Redakteurin beim Schweizer Fernsehen. Nach ihrer Ausbildung zur Shiatsu-Therapeutin und langjähriger Praxistätigkeit ist sie heute Dozentin für Shiatsu und Buchautorin. Sie lebt in Bülach bei Zürich.

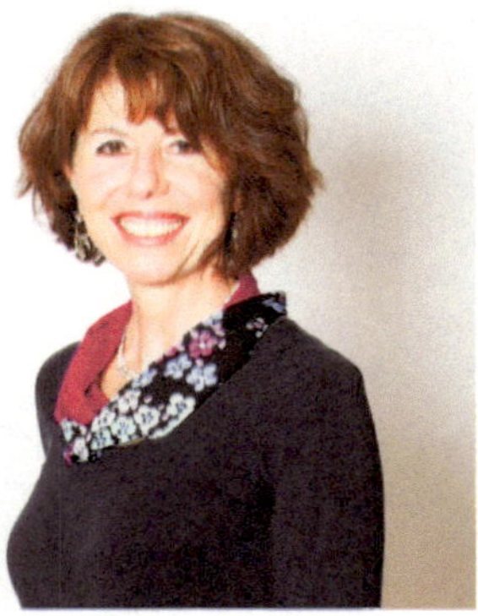

Die Tuschekünstlerin

Toyoko Reymond wurde 1933 in Tokio geboren und lebt seit 1961 in Zürich. Bis ins hohe Alter unterrichtete sie als Sumi-e-Meisterin die Kunst der japanischen Tuschemalerei. Ihre zahlreichen Bilder signierte sie unter dem Namen »Ho« (Reichtum).

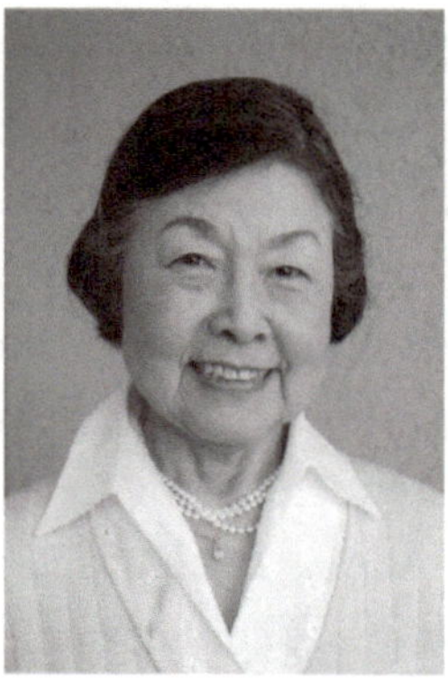

Dank

Mein Dank geht an Hiroshi Nozaki und an alle, die mich bei der Arbeit an diesem Buch direkt und indirekt unterstützt haben:

Sabine Jaenicke, Programmleitung nymphenburger, für Begleitung und Ermöglichung;

Peter Winiger, meinen Ehemann, für Gegenlesen und Unterstützung;

Susi Ottiger, meine langjährige Mentorin, der ich viel Wissen über das Leben verdanke;

Josef Viktor Müller, Inhaber der Ben-Shen-Schule für Akupunktur in Zürich, dem ich viel Hintergrundwissen über die *yin-yang*-Dynamik der fünf Wandlungsphasen sowie über körperorientierte Therapieformen verdanke (www.benshen.ch);

das ganze Leitungsteam der »Ko Schule für Shiatsu« in Zürich, insbesondere Veronika Ronchin, die die Kochrezepte für dieses Buch zusammengestellt hat und heute die Shiatsu-Seminare im Stil von Hiroshi Nozaki weiterführt (www.ko-lebensschule.ch);

weitere Lehrpersonen der »Ko Schule für Shiatsu«, vor allem Ursula Wetter (Ernährung nach den fünf Elementen);

Nozomi Freidinger für Übersetzungen aus dem Japanischen und die Einführung in die Teezeremonie;
Maja Kuhn und Eduard Winiger für das Fotografieren der Tuschebilder;
Inge Jetzer für das Bild von Hiroshi Nozaki.

Mehr über das Leben und Wirken von Hiroshi Nozaki und viele Fotografien mit Körperübungen befinden sich im Band »Maria Eisele: Hiroshi Nozaki – Schule der Leichtigkeit«, winterwork, Grimma 2008, ISBN 978-3-940167-32-3.

Zum Weiterlesen

Eisele, Maria: Hiroshi Nozaki – Schule der Leichtigkeit. Winterwork, Grimma 2008

Fuchs, Christine und Wilms, Ralph: Räuchern für tiefe Meditationen. Nymphenburger-Verlag 2020

Geissler, Andrea: Zen und die Kunst im Internet zu surfen. Nymphenburger-Verlag 2020

Iding, Doris: Die Angst, der Buddha und ich. Nymphenburger-Verlag 2021

Hanh, Tich Nhat: Ohne Schlamm kein Lotos. Nymphenburger-Verlag 2020

Jin, Wenchu und Waibel, Katharina: Organreinigung. Nymphenburger-Verlag 2021

Regel, Yesche U.: Mitgefühl für sich, andere und die Welt. Nymphenburger-Verlag 2019

Schlaich, Guido: Weshalb mich weniger Besitz glücklich macht. Nymphenburger-Verlag 2021

Überall, Florian und Überall, Andrea: Elefanten kriegen keinen Krebs. Nymphenburger-Verlag 2021

Wichtige Adressen

Gesellschaft für Shiatsu in Deutschland:
www.shiatsu-gsd.de

Europäisches Shiatsu Institut:
www.shiatsu.de

Ko Schule für Shiatsu, Zürich:
www.ko-lebensschule.ch

Shiatsu Gesellschaft Schweiz (SGS):
www.shiatsuverband.ch

Österreichischer Dachverband für Shiatsu:
www.shiatsu-austria.at

Bildnachweis
Mit 25 Illustrationen von Toyoko Reymond.

Impressum
Umschlaggestaltung von STUDIO LZ
unter Verwendung einer Zeichnung von Toyoko Reymond.

Unser gesamtes Programm finden Sie unter
kosmos.de/nymphenburger

Gedruckt auf chlorfrei gebleichtem Papier

MIX
Papier aus verantwortungsvollen Quellen
FSC® C083411

Die Erstausgabe dieses Buches erschien 2009 bei der
F.A. Herbig Verlagsbuchhandlung GmbH, München.

ISBN 978-3-96860-036-9
Redaktion: Ramona Imhof
Satz: Satzwerk Huber, Germering
Produktion: Angela List
Druck und Bindung: CPI books GmbH, Leck
Printed in Germany / Imprimé en Allemagne